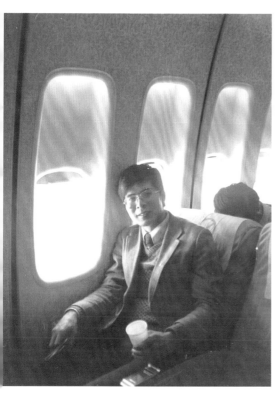

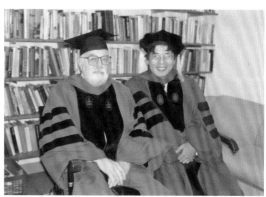

▲ 1993年，毕业时我身着博士袍与导师罗伯特合影

◀ 1985年12月25日，我赴美留学，寻求"登天的感觉"

▼ 哈佛大学的心理咨询室林登街5号

▼ 哈佛校园一景

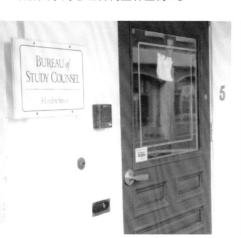

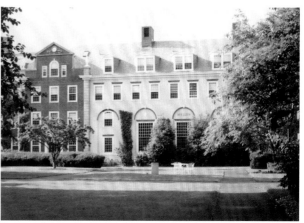

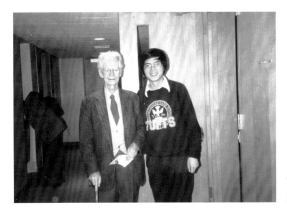

◀ 1988年，在哈佛拜见行为主义心理学大师斯金纳

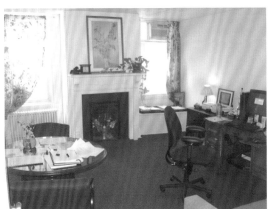

◀ 2006年，故地重游，这是我当年在哈佛大学心理咨询中心实习的房间

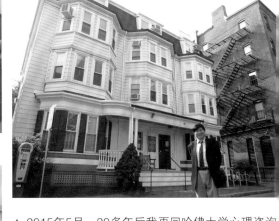

▲ 2015年5月，20多年后我再回哈佛大学心理咨询中心小白楼

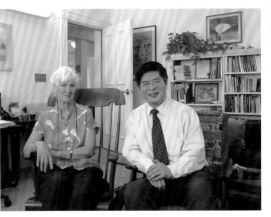

◀ 2006年，再回哈佛，与咨询中心的副主任芮内博士合影

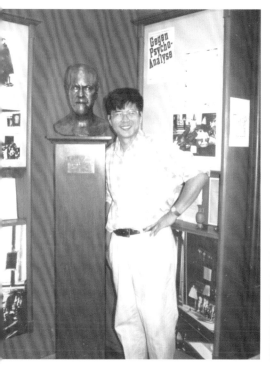

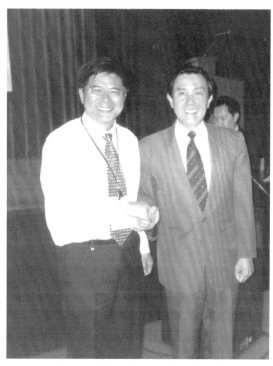

▲ 1994年，拜访弗洛伊德故居，我是他的粉丝　　▲ 2008年，与校友马英九在中国台湾相逢

▼ 2014年7月5日，我前往弗洛伊德故居参观当年的　▼ 2014年7月14日，拜访荣格故居，与荣格孙女合影
星期三俱乐部

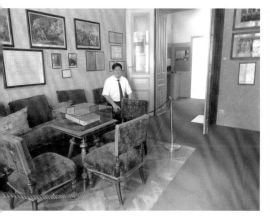

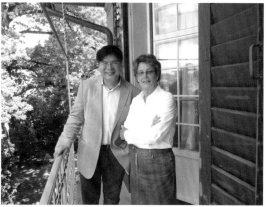

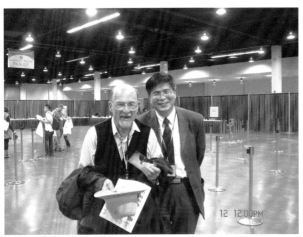

▲ 2009年，参加国际心理学大会，与欧文·亚隆交流合影

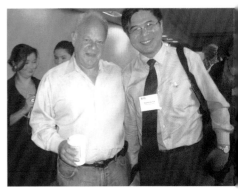

▲ 2010年，在积极心理学大会上，我与积极心理学之父塞利格曼交流合影

▼ 2015年4月11日，"天下女人"研讨会，与杨澜从心理学的角度探讨如何追求幸福

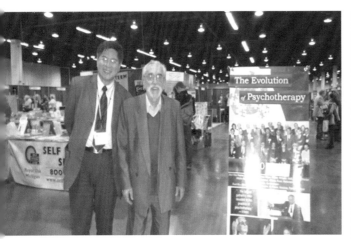

▲ 2009年，在心理学大会上与家庭治疗大师米纽庆相会

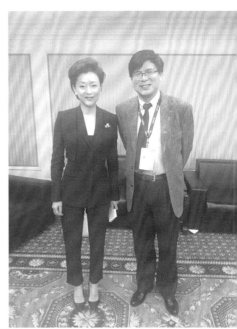

登天的感觉

我在哈佛大学做心理咨询

岳晓东 · 著

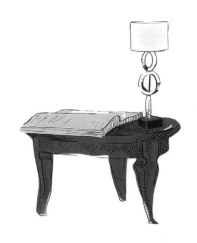

民主与建设出版社

·北京·

心理咨询就是
给人登天的感觉

不知不觉，岳晓东博士的《登天的感觉：我在哈佛大学做心理咨询》已经著写并出版逾二十年之久了，我由衷地为晓东博士感到高兴，更为这本推动了我国心理咨询行业发展的著作能够再版而感到欣喜！

回想1996年上半年，我在香港浸会大学做访问学者，岳晓东博士带着他的书稿来征求我的意见。我看了之后，立刻被其新颖的写作风格吸引，被其充满关爱的人文情怀感染，并建议他把个案描述与点评分开，以保证篇章的完整性。此外，我还建议他把心理咨询的相关概念放在注释中，以增强书籍的理论性，便于读者了解专业的心理咨询是怎么一回事。

看《登天的感觉》时，我拿起就不愿意放下，一气读完。晓东博士以他在哈佛大学心理咨询中心实习期间经手的十个咨询个案，用通俗易懂的语言和引人入胜的情节，生动形象地讲述了心理咨询的要领、过程及对当事人和咨询师个人成长的影响。同时，这本书还充分展示了心理咨询"助人自助"的主旨思想。用"登天的感觉"来概括心理咨询给来访者带来的变化，不仅体现了心灵成长的美妙，更突出体现了心理咨询的人本主义思想。因此，这本书自1997年出版以来，深受读者的欢迎，不断加印再版，推动了我国心理咨询事业的发展，也影响许多人走上了心理咨询的道路。

这次再版，我很高兴看到其中的内容编排增添了心理咨询督导的部分，这对于那些新进入心理咨询行业的人有着重要的专业指导意义。此外，我还发现，新版中还详尽阐述了有关心理咨询基本功的理论要点和操作方法。同时，这本再版新书还通过还原真实的咨询情境，破除了非心理学人士对心理咨询的误解，这样既可引导心理咨询从业者在咨询过程中走出常见的误区，也可让心理学的爱好者对心理咨询有更真切深入的理解。

随着我国心理健康教育与心理咨询事业的蓬勃发展，渴望学习和运用心理咨询技术的人员越来越多，相关的教材也层出不穷。但像《登天的感觉》这样通过个案来阐述心理咨询原理的书籍仍然为数不多。换言之，作为心理学的科普读物，《登天的感觉》已成为心理学书林中最引人注目的书籍之一。

我与岳晓东博士都是国内最早一批到国外学习心理咨询理论与技术的学人，他在美国哈佛大学学习心理咨询，我在日本筑波大学学习心理咨询。1991年我回国，在北京首次全国高校心理咨询师心理咨询专业培训中与岳晓东博士相识，我们一见如故，成为专业推进的伙伴，志同道合的朋友，并一直合作至今。这些年来，岳晓东博士在心理咨询领域中的实践与研究不断扩展，这本再版的著作就是在他二十多年来心理咨询研究心得及实践工作经验基础上修改完善的。

晓东博士不仅是一位资深的咨询心理学家，也是一位笔耕不辍的高产心理科普读物作家。除了《登天的感觉》，他还出版了《写好孩子的人生脚本》《心理咨询基本功技术》等书，都因其深入浅出的语言和独到精妙的解析而深受读者的欢迎，许多专业心理咨询师在入门时也深受这些书的影响。由于他对我的信任，我也常常很荣幸地成为这些著作最早的读者。

每当我的学生让我推荐心理咨询的书籍时，我都会向他们推荐晓东博士的这本《登天的感觉》。今天我再次将它推荐给各位读者，因为心理咨询就是给人"登天的感觉"！

是为序。

樊富珉

清华大学心理学系咨询心理学教授

中国科协全国临床与咨询心理学首席科学传播专家

中国心理学会临床与咨询心理学专业委员会副主任委员

中国心理卫生协会团体心理辅导与治疗专业委员会主任委员

中国社会心理学会心理健康专业委员会主任委员

重
温
登
天
的
感
觉

《登天的感觉：我在哈佛大学做心理咨询》又出新版，我非常喜悦，借此说几句感恩的话。

《登天的感觉》的写作念头，萌发于1995年10月我参加在上海同济大学举办的第三届全国大学生心理健康教育与咨询大会。这是我第一次参加此会，借机认识了许多心理咨询与健康教育的同行。在与大家的交流中，我深切地感到，人们对心理咨询的理论与操作缺乏感性的认识。因为当时市面上已经流行了好几本心理咨询的理论书籍，这其中就包括中国人民大学张小乔老师主编的《心理咨询的理论与操作》，樊富珉老师和我就各写了一章。而对于怎样开展心理咨询，其中有什么注意事项和操作技巧，大家缺乏案例介绍。于是，我决意写一本书，把理论要点都放入注释当中，把案例点评都放在后面。这样的编排，就不会影响书中每一个案例描述的完整性和独立性。

《登天的感觉》的具体写作，是在1996年下半年。当时，我趁休假，集中写了两本心理类的科普读物，一本是此书，还有一本是《少年我心》。两本书的差别在于，《登天的感觉》这本书在分析别人，以帮助他人个人成长；《少年我心》这本书在分析自己，通过梳理个人生活中的里程碑事件，从心理学角度加以深刻地反思。《登天的感觉》的首次出版，是在1997年下半年，是与《少年我心》一同出版的。1998年夏，中央电视台《读书时间》还为此书做了一期节目，主持人就是现今仍在主持本档节目的李潘女士。

从1991年我第一次回国讲授心理咨询的基本理论和技巧以来，转眼已经过去了二十七个年头。心理咨询亦从当时人们对它一知半解，变为今日人人都对其饶有兴致，逐渐成为当世一大显学，发展不可谓不蓬勃。而拙作亦有幸在心理咨询迅速发展的这二十多个年头里，为广大读者和心理咨询从业人员提供了些许帮助和指导，对此我深感荣幸！

在这本最新的修订版里，除了对原先案例的分析做了进一步的修订，让各位能够更清晰直观地感受心理咨询的魅力外，我还添加了许多国际最前沿的心理学研究领域——心脑科学知识，与各位共享。期待能让各位在心灵成长的同时，收获到这门将爱与科学相结合的学科带来的别样惊喜。

一晃逾二十年过去，我十分感慨的是，岁月流逝，我已经年近花甲，而《登天的感觉》一书仍可以不断再版，像少女那般吸引读者。我，感恩不尽！

首先要感谢广大读者对《登天的感觉》的厚爱！

逾二十年来，衷心感谢大家赏识拙作，并在不同场合加以推荐。我在讲课与交流时，时常有人告诉我，入门心理学是看了此书，或入行心理咨询是受了此书的启发，甚至有人告诉我，曾经有过以此书传情、以书为媒的经历。凡此种种，都使我受宠若惊，感恩不尽。我感谢大家亲口告诉我这一切，让我屡屡感受"登天的感觉"。想当初，我只是想写一本心理学的科普读物，以为几年的热乎劲儿过去，它就会成为故纸一堆，不承想竟然这么有生命力，真心感谢读者们的"加关注"。

其次是感谢此书创作过程中给我提供帮助的几位好友。

　　要感谢的人很多，主要有三位，一位是北京师范大学出版社的许金更编辑，她不断游说我出版一本有关心理咨询的科普读物，并在第一次出版的编辑工作中投入了大量的心血和精力，使本书一出版就获得了广大心理学爱好者的喜爱。一位是北京师范大学的郑日昌老师，郑老师最早帮助我与内地的心理咨询同行建立联系，并介绍我与许金更编辑认识，落实了书的出版事宜。另一位是清华大学心理学系的樊富珉老师，她为此书的写作与编排提出了很多宝贵的意见，使它有了立体感和层次感。对他们三位，我感激不已。

　　再次是感谢北京磨铁图书有限公司的团队。

　　磨铁图书这几年来，出版了许多好书，而且都是畅销与长销具备，在心理学类图书出版领域更是硕果累累。很感谢磨铁的出版团队喜欢拙作，为本书打造了白金版，接下来还会出版此书的精装版，以及我其他系列作品的白金版。这其中尤其要感谢的是魏玲女士和韩烨编辑，两位出版人与我多次见面，在本书的编辑、排版、营销等方面进行了细致的推敲，令我十分感动。

　　最后，值此成书近二十周年之际，得到了许多好友帮助和推荐，如清华大学的彭凯平教授的倾情推荐和知名主持人杨澜女士的高度赞扬，国际心理化教育研究院院长应力研究员也在心脑科学方面给予了我许多专业的建议；另外，汪瞻同学在本书的文稿修订过程中亦付出了辛勤的努力，在此一并感谢！更有幸的是，此次再版获得了我曾在哈佛大学求学时的两位导师罗伯特·雷万恩教授和霍华德·加德纳教授的慷慨推荐，让拙作更添光彩！

　　愿拙作能够使更多人了解并喜爱上心理咨询，愿更多人能够体验到"登天的感觉"！

　　是为序。

岳晓东

　　阿静是深圳火车站柏灵顿咖啡厅的服务员。

　　一天下午，一个学者模样的年轻人走进咖啡厅，在一角坐下，叫了一杯皇室咖啡。

　　他坐在那里，铺开一张纸，写写停停，时不时还仰望着天花板出神。

　　阿静感到很好奇，就上前问道："先生在写什么？"

　　那人抬了一下头说："噢，在构思一本书。"

　　"是什么书啊？"阿静又问。

　　"是关于心理咨询的书。"那人答道。

　　"什么是心理咨询啊？"阿静不解地问。

　　"心理咨询就是……"那人顿了一下，放下笔，右手托着腮帮，看着阿静，反问道，"你说呢，你觉得心理咨询会是什么呢？"

　　阿静想了想，怯生生地说："心理咨询是……是不是给人做生意提供信息的？"

那人干笑了一下，摇摇头。

"那心理咨询是不是教人怎么开心的？比方说，我每天干活很累，也不开心，有时候找一个朋友聊聊天就会感觉好一点，你说是不是？"阿静改口说。

"嗯，也是，也不全是。但比上一个答案要贴近一些。"那人答道，接着又问阿静，"你读了几年书？"

"六年。"

阿静低声答道，脸上掠过一丝羞色。

"那你在工作之余都喜欢看些什么书？"那人又问。

"我呀，我就喜欢看有关爱情的小说，像琼瑶的小说啦，我就挺爱看的，也很好懂。"

阿静开始兴奋起来。

"那你在哪里做心理咨询？"阿静又好奇地问。

"在哈佛。"那人迟疑了一下答道。

"哈佛在哪里啊？"阿静再问。

"在美国。"那人顿了一下，接着问阿静，"你有没有听说过哈佛大学？"

"没有。"

"你有没有听说过北京大学？"

"没有。"

"那你听说过什么大学？"

"赣江师范。"阿静不好意思地笑了。

"赣江师范，嗯，为什么呢？"那人也笑问阿静。

"因为我爸爸在那里进修过呀。"

"是吗？"那人笑了，用手拍着前胸。

阿静微红着脸说："你不要瞧不起人嘛！"

"没有，没有。"那人止住了笑，接着一脸严肃地问阿静，"如果我写一本有关心理咨询的书，你会看吗？"

阿静皱了皱眉头说："如果你写的书不枯燥，不讲大道理，又有文学的味道，而且最好是与爱情有关，那我就会看的。"

说完，阿静就忙着招呼其他顾客去了。

"不枯燥，不讲大道理，有文学味道，最好与爱情有关"，那人认真记下了阿静说的话，端起咖啡陷入了沉思。

那个人就是我。

写这本书，是我学心理咨询的梦想。

因为我厌倦了用空洞、抽象的术语来讲解心理咨询的原理。我渴望写出一本通俗易懂的读物来，在引人入胜的情节中，展示心理咨询的目标和原理。也就是说，我想写出一本对心理咨询一无所知的人都想看、也都能看得懂的书，做到雅俗共赏，老少皆宜。

那么，该怎么写呢？我陷入了无尽的思索当中。

就在此刻，我巧遇了阿静，并有了上面的一段对话。

我细细地咀嚼阿静说过的话：不枯燥，不讲大道理，有文学味道，与爱情有关。其实，阿静的大白话，不就是一般人的阅读取向嘛！

我感到豁然开朗，开始了此书的创作。

《登天的感觉》这本书，记载了我在哈佛大学心理咨询中心实习期间经手的十个咨询个案。为了保护当事人的隐私，我在人名和情节上都做了一些适当的调整和处理。但我没有凭空编造故事，毕竟我不是一个小说家。我只是依据我当初的咨询手记，将每个个案的发展加以情节化描述。

同时，为了便于广大读者及专业人员的思索与探讨，我在每个故事的后面，都加入了一段个案分析，就个案的性质、特性、咨询方针及操作方法等，进行了详尽的讨论。毕竟心理学是一门专业性很强的学科，心理咨询是一项需要专业训练的职业。

在写作中，我还加入了一些自己对美国留学八年的感悟和体会，并就一些内容、词汇及心理学专门术语做了有关的注释，以增进读者的了解。

为了提升、扩大大家的阅读兴趣和知识范围，我在每个个案分析的后面，还加上了一些有关心理学或心理咨询方面的小知识。

这就是本书的基本构架。

本书的写作，不可能每个个案都与爱情有关。但是，每个个案都与人情有关。

如果说，爱情只是两人间的互敬互爱，那么，人情就是人世间的互敬互爱。

心理咨询正是这种互敬互爱之表达与交流的艺术。

所以，看完这十个个案后，我希望读者在了解心理咨询的基本原理和操作方法的同时，也认识到人与人之间是多么需要这种互敬互爱！

心理咨询也可谓人之心灵沟通的学问。

既然是艺术，就需要有想象及自由发挥的空间。由此，心理咨询中需要有感悟、有想象、有创造。这也是为什么心理咨询中会有这么多的流派分支。仅就美国而言，已记录在册的专业心理咨询和治疗方法就有三百多个，而且还在不断增加。所以，做好心理咨询工作，需要的远远不只是心理学方面的知识。

这一切也是本书想要表达的意思。

随着社会的不断发展和生活水平的不断提高，人们对个人精神状态的关注也日益提高。心理咨询，作为促进人们心理健康和精神快乐的重要手段，也必将大盛于世。

但是，比起世界上发达国家和地区，心理咨询在我国的发展还很缓慢，人们对心理咨询的性质、目的及操作方法还普遍存在着许多不解和误解。本书的目的之一，即是使人们从对心理咨询的疑虑中解脱出来，去拥抱它、享受它。

心理咨询也真是使人开心的艺术！

最后，本书还记述了笔者在哈佛大学的一些见闻。

哈佛大学是许多年轻人向往的地方。那里的人们虽然有他们的生活方式，有自己的快乐，但也同样有着各种各样的忧愁烦恼。其中有些忧愁烦恼完全可以引起我们的思想共鸣，有些忧愁烦恼则是我们无法想象的。所以，此书也旨在增加人们对美国社会和文化的了解，特别是对美国校园生活的了解。

随着信息时代的到来，美国已不再是那遥远的国度，或是神秘的异土。本书也意在增进读者对海外留学生活的了解，尤其是从一些不同的角度去展现留学生的快乐和烦恼，以备有朝一日，若您也到那里去求学，不至于一下子感到强烈的"文化震撼（culture shock）"。

慢慢地你会感到，哈佛大学就如同我们的北京大学，波士顿就如同我们的北京，毕竟我们同为地球的居民。

这也是此书想表达的另一层意思。

希望此书能增加您对心理咨询的了解。

希望此书能给您的生活带来智慧和快乐。

岳晓东

Contents ⋯⋯⋯⋯⋯⋯⋯⋯⋯⋯⋯⋯⋯⋯⋯ **目 录**

缘起篇

踏进心灵沟通学问的殿堂 我与心理咨询——

登天的感觉 / 003

心理咨询追求的意境是什么 / 009

心理咨询追求的目标是什么 / 010

心理咨询之高明何在 / 010

心理咨询何以给人"登天的感觉" / 011

心理咨询小知识：现代心理咨询是怎样兴起的 / 012

哈佛大学心理咨询圣地：林登街5号 / 013

心理咨询场所应给人以什么样的第一感觉 / 018

心理咨询场所如何能为人创造一片心灵的净土 / 019

心理咨询室的布置应传达出什么信息 / 020

心理咨询小知识：现代心理治疗是怎样兴起的 / 021

个案篇

共同行走于心灵之巅 我与来询者——

第1章　"我是全哈佛最自卑的人" / 025

新生适应不良综合征 / 028

行动步骤一：宣泄不良情绪 / 030

行动步骤二：转移比较对象 / 031

行动步骤三：采取具体行动 / 034

个案分析 / 036

1. 我为丽莎做心理咨询的"前奏曲"——不良情绪的宣泄 / 036

2. 情通了，理才能顺——解读"情绪优先"的脑机制 / 036

3. 我为丽莎做心理咨询的"主旋律"——自卑与超越 / 037

4. 适应与挑战——脑"黑匣子"里的微妙平衡 / 039

5. 心理咨询如何使丽莎产生了一个思想飞跃——横看成岭侧成峰 / 039

咨询话外音 / 040

心理咨询中的沟通需要注意什么 / 040

人之自卑和自信之间有什么关系 / 041

心理咨询小知识：心理咨询与治疗的周期应有多长 / 042

第2章 "我对姐姐怀有深深的内疚" / 043

过去的一切是忘不掉的 / 046

个案分析 / 057

1. 为莫妮卡做心理咨询使我吸取了什么教训——经验主义的陷阱 / 057

2. 我为莫妮卡做心理咨询，柳暗花明的因素——冰山下的心里话 / 058

咨询话外音 / 059

人脑里意识与无意识的对话 / 059

心理咨询中的"虚功"是怎样体现的 / 060

心理咨询对生活中的一般劝慰有什么启发 / 060

心理咨询小知识：心理平衡 / 062

第3章 职业选择：听自己的，还是听父母的 / 063

在尊重父母和自由选择之间徘徊 / 066

个案分析 / 073

1. 心理咨询中常见的两难境地——向左还是向右 / 073

2. 心理咨询人员应该怎样面对这样的两难境地——做个"中性"人 / 074

3. 开启脑力发动机——做最好的自己 / 075

咨询话外音 / 075

过度模糊的心理边界易产生亲子冲突 / 075

心理咨询怎样帮助人沟通思想 / 076

我对年轻人出国留学的寄语 / 078

心理咨询小知识：罗杰斯是怎样创立"来询者中心疗法"的 / 079

第4章 爱情神话的破灭 / 081

完美主义与自我中心 / 083

个案分析 / 094

    1. 心理咨询"助人自助"之用意——不做来询者的拐杖 / 094

    2. 查理自我中心的根源——不合理信念的枷锁 / 095

    3. 心理咨询使查理有了哪些成长——自我觉察的凯歌 / 096

    4. 转动爱情三角形——解读爱情的大脑机制 / 097

咨询话外音 / 098

    心理咨询之"虚功"所追求的意境是什么 / 098

    心理咨询和心理治疗、一般的生活咨询有什么不同 / 098

心理咨询小知识：心理咨询与治疗是怎样分类的 / 100

第5章 对学生考试作弊的思索 / 101

我恨我自己，我实在是太愚蠢了 / 103

个案分析 / 109

    1. 我的心理咨询怎样使明轩转变了态度——擦除标签的沟通艺术 / 109

    2. 我的心理咨询怎样促进了明轩的思想升华——接纳提升自我效能 / 110

咨询话外音 / 111

    开展心理咨询对现代学校管理有什么促进作用 / 111

    后现代模式在咨询交流中的应用 / 111

心理咨询小知识："心理学"一词最早是什么时候出现的 / 113

第6章 我恨我的冷漠 / 115

请扫除埋藏在你心底的"垃圾" / 117

个案分析 / 126

1. 佳莎的"未完成情结"是如何解开的——心房大扫除 / 126

2. 佳莎的内疚为何会给她带来持久的影响——不能言语的痛 / 128

咨询话外音 / 129

心理咨询为什么要帮助人清除掉心底的"垃圾" / 129

人之心理健康可从中医之"通者不痛，痛者不通"的原理中获得什么启发 / 130

心理咨询小知识：弗洛伊德是怎样创立精神分析学说的 / 131

第7章 我是同性恋吗 / 133

世界上最大的畏惧正是畏惧本身 / 135

个案分析 / 143

1. 我为汤姆咨询成功的基点——穿上来询者的"鞋" / 143

2. 我为汤姆咨询有什么收获——识得庐山真面目 / 145

3. "同性经历"给心理咨询人员的新视野——心身性别谁靠前 / 145

咨询话外音 / 146

同性恋在美国社会盛行的原因是什么 / 146

心理咨询小知识：性取向与同性恋 / 148

第8章 我爱上了我的心理咨询师 / 149

伟大和荒谬之间只差一步 / 151

个案分析 / 158

1. 心理咨询的魅力为什么有时会成为负担——心理咨询蜜月期 / 158

2. 心理咨询中应该怎样处理好来询者对咨询者的感情依恋——距离产生美 / 158

咨询话外音 / 160

　　心理咨询人员为什么要有高度的职业自律精神 / 160

　　心理咨询关系处理不妥的两个教训 / 161

心理咨询小知识：精神分析的第一个个案是怎么写的 / 163

第9章　我们的缘分尽了吗 / 165

我不满意你总是在回避矛盾 / 169

个案分析 / 185

　　1. 卫红的自我中心思想表现在什么方面——心无灵犀一堵墙 / 185

　　2. 卫红依赖他人的心理表现在什么方面——依赖与自助 / 187

　　3. 卫红的人格结构中存在什么问题——儿童式自我与父母式自我间的徘徊 / 188

咨询话外音 / 189

　　作为心理咨询人员，我对卫红的婚姻危机有什么感触 / 189

　　婚姻带给我们的人生思考 / 190

心理咨询小知识：心理学上第一个有记载的实验是什么时候做的 / 192

第10章　走出心灵创伤的深渊 / 193

以自我封闭的方式来应对外界的压力 / 195

个案分析 / 207

　　1. 慕贤问题的本质是什么——环境对大脑的塑造 / 207

　　2. 慕贤父母爱护孩子中有什么失误——过度保护使其发展受阻 / 208

　　3. 我对慕贤的康复起了什么作用——陪伴促人成长 / 209

咨询话外音 / 211

　　慕贤出来唱卡拉OK对其康复有何意义 / 211

　　什么是慕贤的"登天的感觉" / 212

心理咨询小知识：谁创立了"系统脱敏疗法" / 213

督导篇

助我舞蹈于心灵之巅 | 我与督导

我的督导故事之一：咨询督导是平等对话 / 217

我们的督导合约 / 220

心理咨询小知识：什么是心理咨询的基本功 / 224

我的督导故事之二：不要制造同感泡沫 / 225

同感共情的是与不是 / 228

　　心理咨询的同感共情是什么 / 228

　　同感共情"不是"什么 / 230

心理咨询小知识：罗杰斯论同感共情 / 231

我的督导故事之三：洞察力就是"开心眼" / 233

洞察力和观察力的区别 / 236

心理咨询小知识：弗洛伊德和荣格谈洞察力 / 238

我的督导故事之四：做高质量的回音板 / 239

倾听反应的四种沟通类型 / 242

　　1. 愣说不听型沟通 / 243

　　2. 愣听不说型沟通 / 244

　　3. 愣听傻说型沟通 / 244

　　4. 善听会说型沟通 / 245

心理咨询小知识：心理咨询师要觉察口头禅 / 247

我的督导故事之五：我与哈佛心理咨询室 / 249

心理咨询室的意义 / 253

　　1. 心理咨询室的心理意义 / 253

　　2. 心理咨询室的审美意义 / 253

心理咨询小知识：弗洛伊德怎样布置他的咨询室 / 254

我的督导故事之六：幽默是治愈抑郁症的良药 / 255

多年后我对幽默的研究与感悟 / 258

    幽默是人际关系的润滑剂 / 258

    幽默是创造力的同义词 / 259

    幽默是人生智慧的结晶 / 260

    让幽默进"三房" / 260

心理咨询小知识：幽默治疗走向社会 / 262

我的督导故事之七：理解我是谁 / 263

谁是我背后的推手 / 267

心理咨询小知识：美国心理学会对咨询心理学的认证要求 / 270

我的督导故事之八：吾一日三省 / 271

心理咨询师的觉察自省 / 275

心理咨询小知识：弗洛伊德的自我觉察与"俄狄浦斯情结"的提出 / 277

我的督导故事之九：相互督导威力大 / 279

相互督导中培养自我透明度 / 282

心理咨询小知识：弗洛伊德对移情的体验和理解 / 285

我的督导故事之十：学做心理咨询的苦与乐 / 287

心理咨询是配方加偏方 / 290

心理咨询小知识：心理咨询师的气质养成 / 292

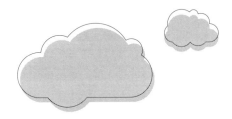

缘 起 篇

我 与 心 理 咨 询 ——
踏 进 心 灵 沟 通 学 问 的 殿 堂

My Counseling Experiences

At

Harvard University

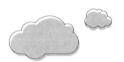

缘 起 篇

登天的感觉

　　心理咨询应给人以什么样的感觉？耻辱的感觉、羞愧的感觉，还是见不得人的感觉？这是长久以来人们对心理咨询的误解。那么，心理咨询到底应该给人以什么样的感觉呢？希望本文能给您一些新的思考和启迪。

——题记

1985年12月25日，我乘坐中国民航CA981航班飞往美国求学。

那一天，正值西方的圣诞节，所以乘客非常少。

偌大的一架波音747飞机，三百来个座位，只稀稀拉拉坐了不到五十人。我在飞机上随意调换了两个位置，与人搭讪聊天。

说来，我就要去波士顿读书啦，心里好不兴奋！

在座位上乏了，我起身又伸胳膊又踢腿儿，来回走动着。可还没走两步，望着周围有限的空间，只好又返回座位。

在机舱过道上，我遇见一位教授模样的长者。他似乎也在活动筋骨，我们聊了起来。他果真是位教授，在加州的一所大学任教心理咨询的课程。

"什么是心理咨询？"我不解地问。

"你从来没有听说过心理咨询？"他皱着眉头看着我。

"我为什么要听说过心理咨询？"我半开玩笑地反问他。

"嗯——"他嘘了口气，眯着眼睛问我，"那你现在的感觉怎么样？"

"你指的是什么感觉？"我也皱着眉头问他。

"我是指你此时此刻乘坐飞机的感觉。"

"我感到非常高兴呀，因为我就要去波士顿读书啦。"我兴奋地答道。

"是呀，你感到很高兴，因为你就要去美国读书了。但你此时此刻乘坐飞机的感觉又如何呢？"老教授很潇洒地挥了一下手。

"我……我感到在腾云驾雾。"我想了想说。

"对啦，你是不是感到自己站在世界之顶了？"那老教授会心地一笑。

"我们现在不就在世界之顶吗？"我狡黠地回答说。

"啊哈，你说对啦。"那老教授用食指点一点我，晃着脑袋接着说，"这就是心理咨询要给人的感觉。心理咨询就是要使人对自我感觉良好，犹如登天一样[1]。"

"心理咨询就是要使人对自我感觉良好，犹如登天一样。"我重复着他说的话，心里诧异世界上居然还有这样一门有意思的学问。

---

[1] 教授的英文原话是："Counseling is to make you feel so good about yourself that you feel you were climbing up onto the sky."

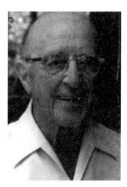

卡尔·兰塞姆·罗杰斯（Carl Ransom Rogers，1902—1987），美国心理学家，人本主义心理学的主要代表人物之一。从事心理咨询和治疗的实践与研究，并因首创"以当事人为中心"的心理治疗方法而驰名。1947年，当选为美国心理学会主席；1956年，获美国心理学会颁发的杰出科学贡献奖。

不想此时，那老教授忽然对我说："对不起，我想回去睡一会儿啦。"说完，就径直走回他的座位。

望着他离去的背影，我心想，这美国人也真怪，聊得正起劲儿就走了，一点儿面子都不给……

这便是我第一次听说"心理咨询"这个字眼。

尽管我当时还不能完全想象出心理咨询究竟怎样可以使人产生登天的感觉，但我对那老教授所讲的话非常感兴趣。他这样渲染一门学问的特殊性和重要性，是我从未见过的，恐怕也只有美国人才会想得出。

带着这样一份疑惑，我也回座位休息去了。

望着窗外的滚滚云海，我实实在在地享受着那"登天的感觉"，渐渐进入了梦乡。

……

1993年6月10日，风和日丽，晴空万里。

我头戴博士帽，身着博士袍，参加哈佛大学第342届毕业典礼。我获得的学位是心理学博士学位，主修的专业正是咨询心理学。

在那人生无比兴奋的一刻，我想起了七年前在飞机上巧遇那位老教授的经历。我感谢他为我开了一扇门，使我怀着一颗童真般好奇的心，一步一步走进去，真正领略到了什么是登天的感觉。

初来美国时，我曾主修过教育心理学，但对于怎样可以使人产生登天感觉的好奇，促使我改变了自己的专业方向，踏入了咨询心理学的奇妙世界。

在那片奇妙的天地，我结识了罗杰斯、斯金纳、艾利斯[1]、格拉瑟、佩尔斯[2]、伯恩[3]等一批国际心理咨询学界的风云人物，也更加认识了弗洛伊德[4]这

①艾利斯（Albert Ellis，1913—2007），美国著名心理咨询专家，"理性情绪疗法"创始人。
②佩尔斯（Frederick S. Perls，1893—1970），美国著名心理咨询专家，"格式塔疗法"创始人。
③伯恩（Eric Berne，1910—1970），美国著名心理咨询专家，"交互分析疗法"创始人。
④弗洛伊德（Sigmund Freud，1856—1939），奥地利心理学大师，"精神分析"学说创始人。

位广义上的心理咨询的鼻祖。

在那个奇妙的世界里，我不仅对自己近三十年来的心路历程进行了深入的反思，梳理了自己生命中的里程碑事件，对自己的优势和不足有了更深刻、更全面的理解；我还学会了怎样准确地体会他人的感觉，怎样传达尊重和理解的信息，怎样帮助人更好地认识自我、完善自我。

六年的专业学习和两年的亲身实践①，我渐渐明白了那位咨询心理学老教授讲的"登天的感觉"所包含的丰富意蕴。我不光自己一再体验到登天的感觉，也曾使我的来询者感觉在登天，无论是爱情的甜蜜，家庭的幸福，还是事业的成功……我为自己选择了这样一个富有生命力的专业而感到庆幸。

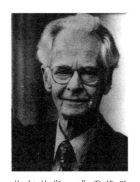 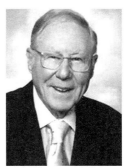

伯尔赫斯·弗雷德里克·斯金纳（Burrhus F. Skinner，1904—1990），美国心理学家，新行为主义学习理论的创始人，也是新行为主义的主要代表。1904年3月20日出生于美国宾夕法尼亚州萨斯奎汉纳，1990年8月18日逝世于马萨诸塞州坎布里奇。斯金纳引入了操作条件性刺激。著有《沃尔登第二》（*Walden Two*，意译为《桃源二村》）、《超越自由与尊严》（*Beyond Freedom and Dignity*）、《言语行为》（*Verbal Behavior*）等。

威廉·格拉瑟（William Glasser，1925—2013），美国著名认知心理学家、心理咨询专家，"现实疗法"创始人，美国匹兹堡大学学习研究与开发中心名誉主任。他的主要研究兴趣是教育情境中的问题解决、专长的实质、学科内容学习的评估，以及认知科学与教育测量的关系等。美国心理学协会于1987年授予他杰出科学奖，1997年授予他终身成就奖，1998年授予他富兰克林·泰勒奖。美国教育研究协会于2003年授予他主席特别奖。

其实，在当今的社会里，人人不都在寻求生活中的登天感觉吗？

可惜那次相逢，我没有将那位老教授的通信地址留下来，不然现在给他写封信，告诉他我目前的专业选择，不知他会有多高兴呢。高兴之余，他也许会为那天没有与我多聊几句登天感觉的要领而感到遗憾吧。

这些年来，我一直是这样想的。

---

①我在哈佛大学共待了六年，其中两年在哈佛大学心理咨询中心实习，这在后文另有专述。

……

"不，你错了，"那老教授这样回答我，"登天，那应该是你自己的感觉，要你自己去体验。我不可能替你去登天，那样我将会成为你的拐杖。"

"所以，你给我提出一个重要的问题，让自己去思考、去探索、去寻找答案。"我总结说。

"啊哈，你终于入道了。"他摇晃着脑袋答道。

接着，他又说："其实那天与你聊天，我就感到你会对心理咨询感兴趣。我不想再讲下去，就是为了多给你一些思考的空间。我在入睡之前，还偷偷望了你一眼。我看得出，你在困惑、在思索。我不多与你说话，正是想给你一个考验，看看你对心理咨询有没有一点儿悟性，看来你还真有悟性，至少你没有再来打扰我。这是心理咨询的另一番意境。但当时给你讲这些，你是听不明白的，现在明白了吧？啊哈……"

说着，那位老教授又摇头晃脑起来。

"所以，你给我留下充分的想象空间，让我自己去思考、去领悟登天的感觉。"

我感到犹如张良幸遇黄石老人那般的兴奋！

……

当然，上述的对话只是我的想象而已。

但是，那老教授为什么会在我们谈话兴致正浓的时候离去，却使我想了好多年。想来想去，我感到，或许正是老教授话中的悬念，使我对心理咨询的意境穷追不舍。

一个人能在简单的几句话中，如此深远地影响另一个人的生活道路，你能说这不是心理咨询的魅力吗？

登天的感觉，它究竟是一种什么样的感觉呢？

登天的感觉，它对于不同的人意味着什么不同的意思？

登天的感觉，它当中含有多少种感觉？

登天的感觉，它是心理咨询永久的思索。

心理咨询追求的意境是什么

心理咨询可以使人产生登天的感觉，第一次听说吧？其实，阿静说心理咨询就是使人开心，她说对了一半。因为心理咨询确实力图使人感到开心。但是，使人开心的事情一般人都会做。例如，当一个人失恋或离婚时，他可以找个亲朋好友哭诉一番或痛哭一场，实时就可以得到许多宽心的话，也可以得到不少的精神安慰。于是，他变得开心些了，但开心之后又是什么呢？

这便是心理咨询所要解答的问题。

换句话说，心理咨询不同于一般的安慰，因为它不仅要使人开心，更要使人成长。这里的成长[①]，就是通过咨询的过程，使来询者自己悟通了、理顺了，认清问题的本质，知道该怎么做，达到了人们常言的心理平衡、社会适应。

所以，使人开心只是心理咨询的前奏曲，而使人成长才是心理咨询的主旋律。

由此，心理咨询力图使个人将不愉快的经历当作自我成长的良机。它竭力使人们积极地看待个人所经受的挫折与磨难，从危机中看到生机，从困难中看到希望。

从这层意义上讲，心理咨询也在于帮助人学会辩证地看待生活当中的忧愁烦恼。但这一切不是靠指教劝导得来的，而是靠启发领悟，并积极实践获得的。

用马斯洛[②]的话来讲，心理咨询就是要使人获得"顶峰体验（peak experience）"。

这不就是指"登天的感觉"吗？

这就是心理咨询所追求的意境。

---

①在本书中，"成长"并非指生理上的生长，而是指心理学意义上的人格成长，它包含心理成熟、增强自主性和自我完善。

②马斯洛（Abraham H. Maslow, 1908—1970），美国著名心理学家，人本主义心理学的倡导者。

心理咨询追求的目标是什么

一般人在相互安慰时，总是会劝说对方尽早地忘却其不快的经历。"过去的事情就让它过去吧，明天会更美好的"，这大概是人们平时相互劝慰时的共同准则。

但心理咨询人员不会这样简单地劝说来询者忘记过去，他们要使人从挫折中认真反省，总结经验教训，增长生活智慧，以能够更好地应对日后生命旅程中可能出现的各种不快经历。在这层意义上，心理咨询就是要使人更好地认识自我、开发自我、激励自我。

说白了，心理咨询就是要使人比原来活得更轻松、更快活、更自信，获得更多的幸福感和成就体验。

此外，心理咨询还要避免使人依赖他人，而应增强个人的独立性与自主性。心理咨询再三强调要尽量理解来询者的内心感受，尊重他的想法，激发他独立决策的能力，为的是什么？

为的是强化来询者的自信心，为的是自助助人。

所以，任何一个心理咨询过程，无论其性质有多大不同，方式有多大差异，时间长短有多少差别，本质上都是要帮助来询者从自卑和迷茫的泥潭中自己挣脱出来，使来询者耷拉着脑袋进来，挺着腰杆出去。

这即是心理咨询追求的目标。

心理咨询之高明何在

"心理咨询就是要使人对自我感觉良好，犹如登天一样。"这句话深深地影响了我的人生，也敦促着我追逐这样的感觉。

起初，我感到它像海市蜃楼那样虚幻莫测。但渐渐地，我开始感受到了它那强大的震撼力。

　　我见证了来询者是怎样在我面前由痛哭流涕变得开怀畅笑，由愁眉不展变得心情舒畅。我伴着他们从自卑自怜的地狱当中走出来，迈向自尊自信的天堂。

　　我为他们欢呼，我为他们雀跃。我感到他们的自信心在重建，也感到自己随着他们一同在登天。

　　兴奋之余，我时常想起想象中老教授说的那句话：登天，那应该是你自己的感觉，要你自己去体验。我不可能替你去登天，那样我将会成为你的拐杖。

　　的确，我为人做心理咨询，不是要去支配来询者，而是要去扶持来询者。

　　心理咨询之妙，就在于它帮助了一个人，却让那个人感到，好像他自己帮助了自己似的。

　　这就是心理咨询之高明所在。

心理咨询何以给人"登天的感觉"

　　心理咨询之所以会给人"登天的感觉"，就在于：

· 心理咨询不求教训他人，而求启发他人；

· 心理咨询不是要替人决策，而是要帮人自行决策；

· 心理咨询的首要任务是心灵沟通，而非心理分析；

· 心理咨询是现代人高尚的精神享受，而非见不得人的事情；

· 心理咨询确信人皆可自我完善，而非人是不能自我逾越的；

· 心理咨询应增强人的自立能力，而非增强其对他人的依赖；

· 心理咨询不仅可以帮助他人成长，也可以帮助自己成长；

· 心理咨询使人更加相信自我，而非更加迷信别人；

· 心理咨询使人学会多听少言，而非少听多言。

　　心理咨询就是这样给人"登天的感觉"的。

　　欲知心理咨询何以达到这一切效果，且看后文分解。

心理咨询
小知识

现代心理咨询是
怎样兴起的

　　心理治疗的创立是19世纪的事情，但心理咨询的兴起却是20世纪四五十年代才开始的事情。它主要受了三股力量的推动：一是人们对"精神分析疗法"日益不满（如疗期过长，咨询关系完全像医患关系等）；二是20世纪二三十年代崛起的职业咨询运动；三是人本主义思潮。

　　由于心理咨询运动的不断深入和发展，心理咨询与心理治疗也日趋分化。概括说来，心理咨询主要为人们在日常生活中出现的心理困惑与烦恼提供咨询，而心理治疗则主要为人们在人格、情绪和行为上的障碍及变态行为提供治疗。两者之间没有截然分明的界限，却有着不同的专业评核和训练要求。

　　简单说来，心理治疗人员不但要有心理咨询的知识，也要具备系统的医学知识和经过专业训练；而心理咨询人员则不必专门获得医学方面的知识和训练。

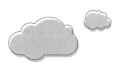

缘 起 篇

哈佛大学心理咨询圣地：林登街5号

————————

心理咨询的场所应给人以什么样的感觉？这是一个不容忽视的问题。本章介绍了我的咨询室的布置及其寓意，希望它能对你有所启发，有所引导。因为在心理咨询当中，不仅包含着有声的交流，还包含着无声的交流。

——题记

剑桥市（Cambridge）的哈佛广场附近，有一条很短的街道——林登街（Linden Street）。这条街的5号，是一座古色古香的三层小楼，原来是用作学生宿舍的。但自20世纪70年代起，这里便成了哈佛大学心理咨询中心①的所在地。

我曾在这里进行了两年的心理咨询实习。

林登街5号的小楼，一进门就是一间客厅，摆着几张19世纪样式的沙发和茶几。茶几上总是放着几本《时代周刊》（Times）、《新闻周刊》（Newsweek）等杂志及哈佛大学的校报Crimson②。有时，还会放上几盒饼干，供来宾食用。

在客厅的一角，有一台电视机。电视机旁，放着这座房子里唯一一件引以为豪的物品——一把19世纪的哈佛大学座椅。

学生们来这里求询，都要先到这里登记，以便接待人员安排咨询人员和时间。通常，接待人员都会问他们对将见的咨询人员有无什么特殊的要求，比如，是否要选一位女咨询人员，或是选一位少数民族或外籍咨询人员，或是选一位擅长某种特殊问题（如厌食症、同性恋等问题）的咨询人员。接待人员对待学生总是和颜悦色的，他们要让学生一进门就有宾至如归的感觉。

在林登街5号，我们一概只做心理咨询，不做心理治疗③。

也就是说，学生凡有人格障碍（如自恋症）、情绪障碍（如抑郁症）或强迫意念（如恐人症）之类的问题，我们都会将他们引荐到哈佛大学校医学院附属医院或其他有关的心理治疗诊所去接受治疗。

我们这里只负责一般的心理与情绪问题的咨询。这通常包括对情感挫折、环境不适、人际关系不和、学习方法不当、自信心不足、婚姻冲突、厌食症、贪食症、同性恋等问题的咨询。凡是明显涉及带有病理基础的心理障碍的治疗，都不

---

①哈佛大学心理咨询中心成立于20世纪40年代末期，是全美大学中最早成立的心理咨询中心之一。

②Crimson，意为深红色。哈佛大学的校徽、校旗、毕业礼袍等都采用这个颜色，哈佛学生自办的报纸也以此命名。现在哈佛的许多纪念品（如T恤衫、领带、钢笔等）亦用它为基色。平时，也会听到人们用Harvard crimson来形容深红色。Crimson可谓美国最老的学生校报。美国前总统西奥多·罗斯福和富兰克林·罗斯福在哈佛大学求学时，都曾为此报当过编辑。

③我一向认为心理咨询（counseling）不同于心理治疗（psychotherapy），它们的本质区别在于，前者基本上是平等的咨询关系，而后者则基本上是医患关系。这点在后面还另有叙述。

属我们的管辖范围。

除了为哈佛大学学生提供个体与团体咨询外，我们每学期还为学生举办各种心理咨询的讲座、报告会等。此外，我们还要为哈佛大学十来个学生自组的学生咨询热线①（其中包括本科生和研究生的热线）提供专业指导。通常是每隔两三个星期，这些学生热线的咨询员就会跟我们的指导人员会面，讨论其咨询中出现的各种情况或问题，接受我们的专业指导。

在林登街5号，我有一间属于自己的咨询室。

我把它布置得很温馨，也很具艺术特色。我要让人们一进到我的屋子，就情绪放松，精神舒畅。这对于充分发挥心理咨询的暗示作用②十分重要。

走入我的咨询室，首先映入眼帘的是一幅大海的油画。

画面中，一边是大海的波涛，汹涌澎湃，卷起无数浪花；另一边是平静的海岸，波光潋滟，水潮缓进缓退。在这动与静的对比当中，你顿时会体会到大海对于生活的启示。

这幅画不知从何时起就挂在了这里。虽然这间屋子曾几易其主，但大家都不约而同地将这幅画留了下来。我很钦佩最初屋主的用心，他挂这幅画于屋中，就心理咨询对个人成长的象征意义来讲，实在是再贴切不过了。

在油画的下面，是一张大沙发，上面套了一个乳白色的沙发罩，给人以祥和宁静的感觉。大沙发斜对角是一张小沙发，也套着一个乳白色的沙发罩。两张沙发之间是一张小茶几，上面放着一盏台灯和一盒纸巾。

大沙发的另一角，是一个一米多高的书架，上面放了我的一些书籍。我把它

---

①哈佛大学的学生咨询热线针对一般的心理问题提供服务，如对情感冲突、学习困难、家庭矛盾、同学不和、考试焦虑等问题的咨询；也包括对特殊心理问题的咨询，如对厌食症、贪食症、同性恋、性骚扰、自杀防预、艾滋病的认识等问题的咨询。学生的相互咨询，在很大程度上补充了专业咨询人员的不足，也可使学生之间更加容易产生同感共鸣。

对于学生自组的咨询活动，我们向来都是大力支持的。学生咨询中遇到解决不了的问题，也会引荐到我们这里来接受专业的咨询。我在进入哈佛大学心理咨询中心接受专业训练之前，就曾参加了一条研究生自组的电话热线，服务了一年之久。

②心理咨询的暗示作用（suggestion），泛指心理咨询给来询者带来的不同的良好感觉和激励作用。

们摆放得很整齐，也很有美感。书架的顶层摆了一盆吊兰，垂下来的绿丝覆盖了书架的一角，显得既有生机，又有艺术感。

大沙发的对面是我的办公桌，桌上整齐地摆着台历、文具和一座弗洛伊德的石雕像。伏案写作疲劳时，我时常会注视一会儿弗洛伊德的石雕像。望着他那一脸沉思的样子，我总会感到有一股强劲的力量，在激励我不断地去探索人的心灵的无穷奥秘。

在两扇窗户之间的白墙上，我挂了一幅自己带来的中国国画。画中，两只小鸟栖在枝头，悠闲地聊着什么，也许其中一方正在给另一方做着心理咨询吧。

咨询室的地上铺着地毯，也是浅色的，使人感觉很温暖。咨询室每天都有专人来打扫卫生，以保持其整洁干净。

这就是我的咨询室：清净、和谐、温馨，阳光充足，有点儿艺术室的情调，却不过分夸张。这种特意营造出来的宁静、祥和气氛，对于心理咨询有着重要的象征意义和暗示作用。

我要让每一个进到我屋里的人，都能感觉到轻松和舒畅。特别是大海的寓意、吊兰的生机，还有小鸟的窃窃私语，曾屡屡成为我与来询者的谈论话题。

在这间屋子里，我总共接待了两百多个来访的学生。每接待一个学生，我都会感到一股莫名的期盼与兴奋；每送走一个学生，我也会感到自己的一部分随他而去。同时，我还感到他的一部分永远留在了我的心中。

在这不断的迎送当中，我感到自己的咨询技巧在成熟，自己的洞察力在提高，自己的人格也在完善。

在林登街5号的六百来个日日夜夜里，我认真记录了每一次咨询后的心得体会。我深切地感到，心理咨询本质上也是人类情感及心灵沟通的艺术。其中沟通与理解的技巧，高于心理咨询中任何其他技巧，而沟通与理解也正是使人感觉良好的源泉。

在林登街5号，我还与我的心理咨询督导①定期会面，讨论我的个案进展情

①心理咨询督导（supervisor），指为心理咨询实习者提供专业指导的人员。在美国，督导一般都必须获有临床心理学或咨询心理学的博士学位，并考取了美国心理学会颁发的专业执照。在哈佛大学心理咨询中心实习的两年里，我每个星期与督导会面三次，每次一小时。

况，并接受他的指导。在这当中，我也曾困惑过、顿悟过，有时还会与他发生激烈的争辩。但我必须承认，没有他的指导，我难以在较短的时间里取得心理咨询理解和操作上的巨大收获。

他时常像一位生活的智者那样，在三两句轻松的话语中，就能道出心理咨询乃至人性的许多深刻道理。每当遇到咨询中的难题时，我都会问自己：如果督导在这里，他会怎样处理？这个疑问推动着我不断地去思索、去领悟、去向他看齐。

林登街5号是哈佛广场附近一座很不起眼的旧房子。在众多的现代化建筑群中，它显得矮小平庸、古老而不合时宜。然而，在我的心目中，它是那样独特，那样温馨。

就是在这座房子里，我领教了什么是心理咨询、什么是心灵沟通、什么是人性、什么是爱。

林登街5号，是我永久的智慧圣地。

心理咨询场所应给人以什么样的第一感觉

1994年7月16日，我终于来到了心理咨询和治疗行业的发源地——维也纳。我特地去朝拜了位于上坡街（Berggasse St.）19号的弗洛伊德故居，领受了他那独有的魅力。

置身于弗洛伊德故居，我沉思良久，耳边一再响起他说过的一句名言：在这间屋子内，任何一样东西都具有象征意义。

的确，心理咨询场合下的交流是多方面的、多层次的。除了直接的言语和体语交流[1]之外，房间的布置、家具的颜色、画像的摆挂、阳光的投射等，都在传达着无声的信息。

---

[1]体语交流（body language communication），指咨询者和来询者在面部表情、眼神、手势、坐姿及各种动作方面所传达的信息交流。

心理咨询是心灵探索的历程，旨在使来询者无保留地公开自己的隐情，宣泄自己的情绪，反省自己的思想。所以，心理咨询场所的安排与布置，首先要给人以安全、祥和、舒适及充满生机的感觉。

心理咨询场所如何能为人创造一片心灵的净土

当一个人在饱受心灵创伤和精神折磨之后，他最需要的，就是找到一片心灵的净土。

心理咨询，就是要给人提供这样一片心灵的净土。其房间的布置，应该充分传达出这样的信息，让来询者一进到屋内，就感觉放松、解脱，就想滔滔不绝地诉说自己的不平与烦恼，就想不断地再回到这间屋子里来。

这就是心理咨询场所给人的暗示作用。

走进我的咨询室，首先映入眼帘的，是一幅大海的油画。它一边波涛汹涌，一边风平浪静，象征着生活的上下起伏，令人看了顿有一股沧桑感。其下面的大、小沙发斜角而置，令人在谈话中既可以直视对方，也可以侧视他方。

这对于心理咨询中的体语交流至为重要。

在我咨询室的茶几上，永远放着一个纸巾盒。这对于来询者在宣泄个人精神痛苦时，擦去可能流出的眼泪十分方便。它也可使来询者感受到咨询者无声的关切。沙发套与地毯颜色都是浅色的，浑然一体，也会使人放松情绪。书架顶上的吊兰，不仅是艺术的陈设，更是生机的象征。

在两个沙发中，我一般都请来询者坐在小沙发上，因为它正对着那幅小鸟对语的国画。我要让来询者在无意的注视中，一再领受到那画中体现出的祥和气氛。

凡此种种，都力图使来询者对我的咨询室产生特殊的印象和好感。

这即是我为来询者创造的一片"心灵净土"。

心理咨询室的布置应传达出什么信息

虽然每个人的审美观不尽相同，其房屋布置也风格不一，但怎样才能使心理咨询室本身也传达出希望、祥和、生机勃勃及不屈不挠的信息，这是每个心理咨询人员应该认真思考的问题。

大家千万不要小看了咨询室的布置对来询者的巨大暗示作用，它也是心理咨询的一个重要组成部分。

"在这间屋子里，任何一样东西都具有象征意义。"现在再来想弗洛伊德说过的这句话，该明白它的用意了吧?

心理咨询乃是全方位的信息交流。

心理咨询
小知识

现代心理治疗是
怎样兴起的

心理治疗，作为一种医疗手段是自古就有的，但人们普遍将"催眠疗法"的创立作为现代心理治疗的开始。

18世纪末，维也纳医生梅斯梅尔（Franz A. Mesmer，1734—1815）提出了"人体磁场学说"，并将催眠暗示作为其"磁疗"方法的核心手段。19世纪中叶，法国医生夏可（Jean M. Charcot，1825—1893）摒弃了梅斯梅尔的"人体磁场学说"，但保留了其催眠技术部分，并以此治愈了一些歇斯底里患者。再后来，弗洛伊德师从夏可，并在此基础上逐步创立了他的精神分析学说。

从此，心理治疗作为一种独立的治疗手段，日益受到人们的肯定和应用。

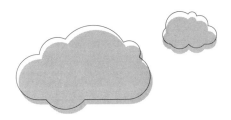

个 案 篇

我 与 来 询 者 ——
共 同 行 走 于 心 灵 之 巅

My Counseling Experiences

At

Harvard University

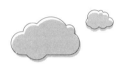

个 案 篇

第1章 "我是全哈佛最自卑的人"

————————

一个人的价值不在乎其出身，而在乎其所为。

——斯金纳

人是活在相互比较的感觉中的。这种比较既可能给人带来自信，也可能给人带来自卑。当它给人带来自卑时，负性的自我肖像会慢慢形成，久而久之，自我的形象开始歪曲，认知、情绪与行为开始失调。所以，我们要学习在与自己、与他人的比较中寻找生命中的成功体验，只有这样，那些里程碑式的事件才会给我们带来持久的激励。在下面的咨询手记中，我帮助了一个被自卑压得透不过气来的女学生重拾了自信心，这主要是因为她学会了在比较中获得真正的自我激励。

——题记

"我感到自己是全哈佛大学最自卑的人。"

这是丽莎见到我说的第一句话。我细细地咀嚼着她这句话的意思，等待她做出进一步的解释。

"真的，我不知道怎样才能讲得清我此刻的心情。"丽莎接着对我说，"我的家乡在阿肯色州①，我是镇子里唯一来哈佛上学的人。当地的人都为我能来到这里上学而感到自豪，起初，我也十分庆幸自己能有这样的好际遇。但现在，我对自己的感觉越来越不好了，我真后悔到这里上学，我在别人最羡慕我的时候感到最自卑，我……"

说着，丽莎忍不住淌出泪来，她用手捂住脸，鼻子一抽一抽的。

我连忙给丽莎递上纸巾盒，轻声说道："别着急，丽莎，慢慢讲。"

丽莎仍饮泣不止，双眉紧锁，一连抽用好几张纸巾。

趁这工夫，我仔细端详了丽莎。

她身材瘦小，穿着很宽松的T恤衫，显得有些发育不良似的。她的脸瘦长瘦长的，布满了粉刺。她的皮肤颇为粗糙，头发卷卷的，十分蓬乱，有些像中东人。她的神态显得很疲倦，眼圈略有些发黑，表明她连日来睡眠不足。

凭直觉，我感到丽莎是那种对自我十分敏感的人。

沉静了一会儿，丽莎不再哭泣。

她接着告诉我，她在哈佛大学待得很辛苦。上课听不懂，说话带口音，许多大家都知道的事情她不知道，许多她知道的事情大家又都觉得好笑。她不明白自己为什么要到哈佛大学来接受这一切羞辱。她好生怀念在家乡的日子，那里没有人会瞧不起她。

"我现在一想到家就想哭，"丽莎噘着嘴说，"我不知道我是怎么了，我从来没有这么自卑过，我真的想马上回到家乡去，可那里的人都羡慕我能到哈佛来上学。我写信给几个好朋友倾诉了内心的苦闷，可她们回信却说，在家乡的日子更无聊……"

丽莎感到无比孤独与失落，她不明白为什么昨日的风采竟会这样快地消失，

---

①阿肯色州位于美国南部地区。

她不明白自己为什么与哈佛大学格格不入，她不明白自己这般活着到底是为了什么，从而陷入了深深的留与走的矛盾情绪之中……

新生适应不良综合征

丽莎的表现是典型的"新生适应不良综合征[①]"。具体地说，她现已跨入了个人成长中的"新世纪"，可她对已经过去了的"旧世纪"仍恋恋不舍。

她对于生活的种种挑战，不是想方设法去加以适应，而是缩在一角，惊恐地望着它们，悲叹自己的无能与不幸。

她对于能来哈佛上学这一辉煌成就，已感到麻木。她的眼睛只盯着当前的困难与挫折，没有信心去再造一次人生的辉煌。

她习惯了做羊群里的骆驼，不甘心做骆驼群里的小羊。

她以高中生的心境和学习方法去应付大学生的学习要求，自然会格格不入。可她却抱残守缺，不知如何改变。

她因为自己来自小地方，说话土里土气，做事傻里傻气，就认定周围的人都在鄙视她、嫌弃她。可她没有意识到，正是她的自卑，才使周围人无法接近她、帮助她。

她生长在中南部地区，来东海岸的大城市波士顿[②]求学，面临的是一种乡镇文化与都市文化的冲突[③]。她没有想到，哈佛对她来说，不仅是知识探索的殿堂，也是文化融合的熔炉。

---

① "新生适应不良综合征（freshmen maladjustment complex）"，这是我用来形容像丽莎这类不能很好适应新环境的新生的统一术语。

② 波士顿是美国最著名的大学城，那里云集了包括哈佛大学、麻省理工学院、波士顿大学、塔夫茨大学在内的三十多所大学。

③ 美国中南部地区的居民主要是早期欧洲移民的后裔，他们较东、西两岸地区的居民保留了更多的传统文化，也更看重人情关系。现在孩子见了长辈，还时常以"叔叔（uncle）""阿姨（aunty）"相称；陌生人见面，也常以"哥们儿（brother）""姐们儿（sister）"打招呼。

她身材瘦小，长相平常，多年来唯一的精神补偿就是学习出色。可眼下，面对来自世界各地的"武林高手"们，她原先的优势已经少得可怜。

她本就相貌平平，现在在学习上又失去了优越感，她多年来的心理平衡彻底被打破了，因而陷入空前的困惑。

她悲叹来哈佛求学是个错误。可她忘了，多年来，正是这个哈佛梦在支撑着她的精神。她虽然战胜了许多竞争者而进入哈佛大学求学，却在困难面前输给了妄自菲薄。

她怨的全是别人，叹的都是自己。难怪她会在哈佛得到自卑的感觉。她只有摆脱往日光辉的"阴影"，全心投入"新世纪"的生活与奋斗当中，才能重新振作起来。

总而言之，丽莎问题的核心就在于：她往日的心理平衡已被彻底打破了，她需要在哈佛大学建立新的心理平衡。

可我希望丽莎能自己领悟到这一切，因为只有那样，丽莎才会有足够的决心和勇气去改变当前的困境，发出一个强者的呐喊。

更重要的是，我坚信丽莎是有能力重新振作起来的。她曾经奋斗过、成功过、辉煌过、自信过，这都是她重新振作的最大资本和精神支柱。丽莎有过成功经历的体验，这对于她扭转目前的被动局面极其有帮助。丽莎只是被一时的困难挫伤了锐气，击昏了头脑。待她清醒过来，她会重新激发出无限的能量，去战胜当前的困难。

然而，作为一个咨询者，我的任务不是去说教，而是要启发她。我不打算给她办什么人生的讲座，而是希望协助她给自己办人生的讲座。

换言之，我不企图赐给丽莎克服困难的魔杖，而是要帮助她重拾自己原有的克服困难的魔杖。总之，我的任务是使丽莎从当前的危机中看到生机，从黑暗中看到光明。

这便是我为丽莎做心理咨询的主导方针。

针对丽莎的心态，我采取了三个咨询步骤。

行动步骤一：宣泄不良情绪

第一个步骤是帮助丽莎宣泄①出她的不良情绪，调整她的心态，使她能够积极地面对新生活的挑战。

丽莎已经陷入了自卑的沼泽，认定自己是全哈佛最自卑的人。这表明，她过于夸大了自己精神痛苦的程度，看不到自己在新环境中的生存价值。因此，我首先要做的事情，就是促使丽莎宣泄出内心的精神痛苦，并对此尽量表现出同感②与理解。

具体地说，我一再承认丽莎当前面临的困难是她人生中前所未有的，所以她现在的情绪反应也是自然的。

"丽莎，你现在真是活得很辛苦，我非常理解你此刻的苦闷心情，我想如果我面临你现在的处境，我也会感觉很不好受的。③"这是我常用的一句话，也是我的由衷之言。

听了这句话，丽莎紧锁的眉头在渐渐地舒展。

同时，我还肯定了丽莎来寻求心理咨询帮助的举动。"当一个人面临如此巨大的精神压力时，他需要得到专业人员的帮助，以更快、更有效地摆脱精神压抑，重新振作起来……"

我如是说，丽莎不住地点头。

我还告诉丽莎，在哈佛大学适应不良，产生种种焦虑与自卑反应，这在哈佛大学新生中是十分普遍的，绝不止你丽莎一人。我讲了几个我所接手的个案实例给丽莎听④，她听得很入神，并一再表现出如释重负的样子。

---

①宣泄（catharsis），指将郁积在来询者心头已久的精神痛苦和烦恼倾诉给咨询者的过程。它可使来询者感到极大的精神解脱。
②同感（empathy），感同身受的意思，指咨询者尽量设身处地地理解来询者的内心感受，说出他想说的话，以建立充分的思想共鸣。
③这是一句典型的同感性语言，旨在促进咨询者与来询者之间的思想共鸣。
④我在这里讲的个案，都做了一些调整，以保证当事人的隐私不受到侵犯。这是做心理咨询工作的一个重要准则。

产生这种"原来许多人也同我一样啊"的平常感，对于丽莎不良情绪的宣泄十分重要。它使丽莎意识到，在哈佛，还有许多人也像她一样感到自卑，感到压抑。所以，她无须过于看重个人的精神痛苦，甚至被它淹没。

其实，大家都知道，人作为一种群居动物，无论是痛苦还是欢乐，都希望不单单是自己独有。这种不愿被隔离的心态在我们数百万年进化的集体潜意识①中，已被深深烙下。

为了强化丽莎的这一"平常感"和"不被隔离感"，我还向她讲述了我自己在初上大学时，也曾有过一段由峰顶跌入谷底的孤独经历。当时我也曾自卑自叹过，但我最终挺了过来。丽莎对我这一段经历十分感兴趣，全神贯注地听着，还问了许多问题。

渐渐地，她的头抬了起来，眉头不再那么紧锁着，脸上开始绽出了笑容……

在这里，我运用了自我披露②的咨询技巧，为的是缩短我与丽莎之间的心理距离，增进了她对自我的信任及对咨询的信心。此外，我这样做，也是为了不在她面前摆出一副救世主的样子，以居高临下的姿态去教诲她怎样克服当前的困难。

相反，我竭力让丽莎感到我们大家都是平等的、相同的，使她确信自己也会有能力去克服当前的困难。我在她面前表现出这样的亲切感、平易感，为的是使她在不知不觉中重建自信心。

其实，人越是在比自己成熟或地位高的人面前获得尊重，就越容易消除个人的自卑感。这既是人际交往中的一个常规，也是许多心理咨询人员没有充分意识到的一个神秘武器。

行动步骤二：转移比较对象

在第二个步骤中，我竭力引导丽莎把比较的视野从别人身上转向自己。这是

---

①详细内容可参见我的"脑博士系列丛书"《欣赏你的大脑》P119的话题六"梦里梦外的景象——脑的意识无意识"。
②自我披露（self-disclosure），指咨询者与来询者相互分享生活中相关经历的过程，以增进两人间的同感共鸣及相互信任。

使她重建自信心的关键。

丽莎的自卑是在与同学相比中形成的，她感到自己处处都不如他人，事事都不顺心，她感到自己好像是天鹅群中的一只丑小鸭。的确，在来哈佛大学之前，丽莎的学习成绩从来没有低过 B＋，而现在，她最好的成绩也不过是 B－。更可悲的是，丽莎已屡屡拿到D[①]段的成绩。

以前丽莎做作业，从来都是其他同学来向她请教，而现在，她却要经常向别人请教。由此，丽莎已经不再有当初那份引以为豪的自信。无论她怎样努力，都不能得到学习上的好成绩。时间投入的多少，已不再是她学习成绩好坏的决定因素了。

原先，丽莎一直是教师心目中的得意门生、校园里的风云人物、众人羡慕的对象。现如今，丽莎已成了班上最不起眼的人物。

丽莎在接到原来一位中学老师的来信时，大哭了一场。她给我看了那封信，其中讲到，直到现在，那些老师还在议论她上哈佛大学的事情，并不断以她为榜样来鼓励其他学生……

可现在，竟没有一个哈佛大学的教授记得她的名字。

这一系列的心理反差，使丽莎产生了自己是哈佛大学的多余之人的悲叹。她没有意识到，自己之所以会有这样的心理反差，是因为以往在与同学的比较中，她获得的尽是自尊与自信，而现在与同学的比较中，她获得的尽是自卑与自怜。

丽莎不懂得在新的环境下，她要学会多与自己相比，而不仅是与周围的人相比。

这，即是丽莎的心结所在。

为了使丽莎改变比较的方式，重拾自信心，我找了一个适当的时机与她讨论了她现在心理反差的形成原因。

一次，在谈到我自己刚上大学一年级时的学习不适时，丽莎问我："那你是怎样从当时的恶劣心境中挣脱出来的？"

"在我认识到我应该学会多与自己比较的那一刻。"我回答说。

---

①在美国大学的成绩等级中，D的成绩表示刚刚合格。

"噢，你指的是什么？"丽莎不解地问我。

"我意识到，我不可能一下子赶上周围的人，"我解释说，"我越是与他人相比，就越感到灰心丧气。因为在我进步的同时，别人也在进步。所以无论我怎样努力，我总是与别人有一段距离。但就我自己而言，我已经做出了很大的努力。这样，虽然与别人相比，我仍有一段距离，但与自己相比，我已经取得了很大的进步。"

丽莎若有所思地望向我，眉头又紧锁起来。

接着，我又告诉她，在我当初感到最苦闷、最自卑的时候，有一位关心我的女同学曾鼓励我说："晓东，你学习这样刻苦，比起别人来虽然显不出什么，但比起你自己来，你已经很了不起了。"

她的话，曾使我深受感动，也使我意识到：当我只想着与别人比较时，我永远会感到自卑，而当我想着与自己比较时，我才会感到自信。此时此刻，我需要学会与自己相比来维持自己的干劲。

我的这番话，立即引起了丽莎强烈的思想共鸣。

她开始滔滔不绝地诉说起来，说起她是怎样沉溺于同别人的比较，从来没有想过与自己比较。正因为如此，她才会感到自己是全哈佛最自卑的人。而拿现在跟自己的过去相比，她已经相当坚强啦。所以，她应该使这种自卑与自信的比较处于一种平衡状态，走向任何一个极端，都会使她丧失自我的……

说着说着，丽莎的声音又开始哽咽起来。她说她好像从别人的眼里，看到一个可怜巴巴、愁眉苦脸的小女孩儿。她每天在哈佛校园里低着头走路，不敢与人打招呼，说话也有气无力的。她感到那个女孩儿真可怜，可那人竟是她自己！

丽莎又掩面抽泣起来，久久不能平息。

丽莎此时的哭，就好比一个饱受婚姻创伤的人，在最终获得离婚证那一刻的痛哭。这种哭，是健康的哭，是必要的哭，因为她需要在这一刻，将积压在心头许久的种种委屈和不快通通哭出来，让不尽的泪水，洗刷内心的种种委屈[①]。

---

①哭，对于宣泄和排遣来询者的不良情绪，是一种有效的手段。在心理咨询场合下，哭经常是来询者自我领悟的一个重要突破点。

在这里，丽莎哭得越痛快，与往事的告别就越彻底。

所以，丽莎此时的哭，使我感到由衷地高兴。这表明她终于找回了自我的感觉，开始跟往事告别。丽莎需要迈出这艰难的一步，从原有的自我行为方式中挣脱出来，大胆地向前走，去迎接新生活的挑战。

为了更好地激励丽莎克服困难，接下来我又与她讨论了怎样辩证地看待当前的学习压力。我努力启发丽莎认识到，生活中的挫折未必就是一件坏事情，它也可使人更好地认识自我的不足，将外界的压力内化成对自我的激励。在与他人和自我的比较当中，扎扎实实地进行有效的努力，不断提高自己对环境的适应能力。

"我是得学会向自我挑战、向自卑挑战。"

丽莎最后如是说。

行动步骤三：采取具体行动

待丽莎的认识转变后，我开始执行第三个步骤，即帮助丽莎厘清学习中的具体困难，并制订相应的学习计划加以克服和改进。讨论中，我发现丽莎在写作、听课方法和时间安排上都有明显的问题。

针对丽莎的写作问题，我建议她到哈佛大学写作辅导中心①去接受指导，并就此与那里的负责人专门通了电话。我还要求丽莎在写任何写作作业之前，都先到写作辅导中心去找人商讨自己的写作大纲，以更符合大学生的作业要求。

针对丽莎的听课问题，我为她联络了由我们心理咨询中心组织的学生课外辅导服务，由高年级的同学为她在特定课程上的学习困难提供具体的辅导和帮助②。同时，我还跟她探讨了怎样加强同任课教师和助教的联络，以促使她积极地寻求

---

①哈佛大学写作辅导中心（Harvard Writing Center），是专门为帮助写作有困难的学生而设立的辅导机构。它通过举办讲座、专题报告会及直接的个人辅导来提高学生的写作技巧。它特别强调让大学生和研究生了解写作的要求和注意事项。

②这些学生辅导员都是经过选拔而来的。他们均学习出色，且热心助人，平均每周为学习困难的学生做四五个小时的学习辅导，并获得一定的经济报酬。

他们的帮助，及时解决疑问，改变学习的被动局面。

针对丽莎时间控制上的问题，我与她一同制订了一个切实可行的活动时间表，并监督她加以执行。我们还保持每周会面一次，及时交流她在学习和生活中的新情况。丽莎虽然是个独立性很强的人，但此时此刻，她需要有人推她一把。

针对丽莎的寂寞感，我介绍她参加了一个哈佛本科生组织的学生电话热线①活动。在那里，丽莎不仅帮助了其他同学克服他们在哈佛学习和生活的困难，也结交到了不少新的知心朋友。更重要的是，在帮助他人的过程中，丽莎重新感到自信心在增长，感到哈佛大学需要她！

丽莎的进步是飞快的。短短的两个月内，她好像完全变了个人，不再郁郁寡欢，嘴角上时常挂着微笑。

丽莎不再为学习落后苦恼，而是想方设法改进学习方法，主动寻求必要的辅导。她也不再感到孤独，一天到晚想着给家人打电话诉苦。她开始有了新的朋友圈子，并跟他们保持着十分密切的联系。

丽莎开始真正喜欢哈佛大学了，她为自己是其中的一员而感到自豪。

丽莎已经真正步入了个人生活的"新世纪"，不再依恋于往日的辉煌。虽然丽莎还会与同学比较，但她已不再像从前那样消极地看待自己。她越来越把这种差距当作自信的动力，而不是自卑的源泉。

在这两个多月当中，我分享了丽莎的苦与乐、悲与欢。我感到自己也随着丽莎在成长、在飞跃。我为自己能够帮助丽莎从自卑的旋涡中爬出来，去拥抱自信的阳光而感到无比欣慰。

表面上，我没有对丽莎做过任何单纯的说教，也没有过多地给她指点迷津，但我所有的提问与分析都无时无刻不在启发、推动她说出我内心想让她说出的话。

这，即是心理咨询的艺术！

---

①关于这一点，心理咨询人员要格外谨慎。一个有心理障碍的人为他人做咨询，可能会产生一些负面影响。所以，在推荐丽莎参加这一组织的活动时，我特别提醒她在为他人咨询时，不要讲太多自己当前的经历，那样可能会使她变得主观武断，不能很好地理解人，到头来给人帮倒忙。

个案分析

1. 我为丽莎做心理咨询的"前奏曲"——不良情绪的宣泄

心理咨询的核心目标之一，就是提高人的自信心。

所谓提高自信心，就是使人通过改变对不利环境的认识，来增强对自我的良好感觉。自卑，就好比是人情绪中的流感。人的体质越好，就越不容易受到流感的侵袭。同样，人的情绪自控能力越强，也就越不容易染上这种情绪流感，陷入自卑的沼泽。

由此，人对自卑的抵抗力也得益于对逆境的不断适应。

在本个案的咨询过程中，我首先帮助丽莎宣泄掉她入哈佛大学以来所承受的精神痛苦，并通过运用聆听[1]、贯注[2]、沉默[3]和自我披露等咨询技巧来传达我对她的同感，使她对我的咨询产生了极大的好感与信任。

特别是我与她分享自己初上大学时的挫折经历及感受，更缩短了我们之间的心理距离。这种心理距离的缩短为她的自我反省奠定了基础。

这些沟通努力即是我为她做心理咨询的"前奏曲"。

2. 情通了，理才能顺——解读"情绪优先"的脑机制

我在十多年来对脑神经科学和心理学的综合研究[4]中，深深地认识到了情绪

---

[1]聆听（listening），指咨询者全心倾听来询者讲话，努力体会其内心感受。
[2]贯注（attending），指咨询者通过各种言语及体语，向来询者传达对其讲话的高度关注和重视。
[3]沉默（silencing），指咨询者在与来询者的对话中，尽量做到寡言默语，不打断对方讲话，以促使其独立思考。
[4]详见"脑博士系列丛书"。

和理性思考之间的内在关系。

当一个人被痛苦、愤怒、自责、内疚等负性情绪包围，不能自拔的时候。大脑黑匣子里，与情绪发生密切关联的杏仁核[1]会被强烈、持久地负性激活，而这种激活会使主管理性思考的大脑皮层受到极大的抑制。这就是大脑情绪优先的原则。

在丽莎的个案中，我深切地感受到了她被压抑的那种无助、失望、痛苦的感觉。如果对她的这种情绪置之不理，对她接下来怎么做直接进行一二三步骤式的指点，往往会事倍而功半。因为她的情绪依然会困扰着她，理性的思考程度会趋于低迷。这时候，外界的建议只是一种强加的压力，难以被她接受、内化并指导自己的行为。

而当我疏通接纳了她的负性情绪，使她大脑中小小的杏仁核趋于相对平静的时候，大脑理性反思的功能才能得以很好地发挥。当时我接下来做的几个步骤也证明了咨询的科学性。

这就是我们常说的"通情达理"的科学所在。

3. 我为丽莎做心理咨询的"主旋律"——自卑与超越

丽莎面对新环境下的学习挑战和文化冲突，不能及时调整自我、改变学习方法，这使她对哈佛大学备感不适。更可悲的是，以前她与同学相比获得的尽是自信，可眼下与同学相比获得的尽是自卑。这样强烈的心理落差，使丽莎一时乱了方寸，不知如何做才能化解当前的危机。

此时欲重振丽莎的自信心，首先要做的就是使她改变认识问题的方法，即不再把与同学相比作为衡量自信心的唯一标准，而是学会多与自己比较来获取自信心。

---

[1]杏仁核，位于前颞叶背内侧部，海马体和侧脑室下角顶端稍前处，呈杏仁状，是边缘系统的一部分。它是产生情绪、识别和调节情绪、控制学习和记忆的脑部组织。

在为丽莎咨询的过程中，我基本采取了"现实疗法（Reality Therapy）"①的方法。该疗法认为，人的心理失衡与障碍表现皆由不能在当前的困难和挫折面前承担责任而造成。

丽莎的心理失衡，主要表现在她不能接受在哈佛大学的失败及个人的失宠这些事实上。在以往的学习经历中，她得到的尽是对爱的满足与成功的认同。但是自从到了哈佛，她接受的却尽是对爱的失望与失败的认同。

丽莎不能立即接受这样巨大的落差，产生了种种自艾自怜、自卑自弃的心理反应。在这里，我也要帮助她消除其思想中的逃避现实与不负责任的想法，寻找新的成功认同经历，以建立一个新的心理平衡点，增强她的自主自立能力。

为了帮助她获得成功认同的体验，我与丽莎就学习上的具体困难商定了一系列解决措施。这不光推动了她改变原有的学习方法，适应大学的学习要求，也推动了她在具体克服困难中提高自己的应变能力。

特别是我推荐她去参加哈佛本科生自组的电话热线活动，使她看到了许多人也都像她一样在挣扎、在苦闷。与他们分享个人的生活经验，可促进丽莎自我的转变。由此，她也增强了自己对哈佛的归属感，结交到了新的朋友，开始了新的生活。

---

① "现实疗法"，由格拉瑟创立于20世纪60年代。其要点有：

第一，人都有爱与被爱两种基本需求。如果它们不能得到满足，人就会产生焦虑、怨恨、自暴自弃等消极情绪反应，并可能产生逃避现实、不负责任的欲望。因此，心理咨询的目标在于消除来询者不负责任与自我毁灭的意向。

第二，人都具有自主自立能力，也具有成长动力。因此心理咨询的作用在于，使来询者在生活中区分"成功的认同"与"失败的认同"，增加对前者的体验，减少对后者的体验，这样才能充分满足个人爱与被爱的需求，感受到个人的价值。

第三，"现实疗法"重视现在超过重视过去。它强调过去的事实无可改变，因而应将眼光放在现在与将来的发展之上。它主张咨询者在协助来询者面对个人的痛苦、失败经历时，要帮助他看到个人的潜能及以往的成功经历，从而认识到生活中还有许多美好的东西存在，可供自己选择和享用。

第四，"现实疗法"十分注重承担责任对于个人成长的重要性，并将其当作心理咨询的核心，强调人只有积极面对现实，才能承担责任，获得"成功的认同"。在操作方法上，"现实疗法"十分强调面质（confrontation）、制订具体计划、不接纳借口、不用惩罚等技巧的运用。

这是促使她情绪转变的另一重要步骤。

丽莎只有感到哈佛需要她，才会使她获得"成功的认同"感，从而走出自我的孤独和苦闷。

丽莎从自卑自怜中走出来的过程，就是她感觉在登天的过程。

这些具体步骤就是我为她做心理咨询的"主旋律"。

4. 适应与挑战——脑"黑匣子"里的微妙平衡

脑科学研究证明，一方面大脑黑匣子里具有熟悉、依赖、追求安全的生存定向；另一方面又具有探索未知、接受挑战、不断适应与发展的定向。当一个人从一个环境到另一个环境，他所习惯的、让他感到安全的东西会大量减少；而陌生的、需要积极探索以求得新的适应的东西会急剧增加。在这个变化过程中，每个个体都面临着如何适应的问题。

个案中的来询者丽莎，她所熟知的地缘文化，给过她强有力支持的家庭、老师和朋友都变得遥远。她心理的安全感被大大降低，从而导致她的失落、无助，产生了放弃的念头。如果她一直深陷下去，大脑的积极探索、不断适应的功能就难以得到充分的发挥。

当她走进咨询室时，我看到了她内心深处想让自己更好地适应新环境的渴望。于是，我就以自身的经历去引导她以平常心看待目前困境，帮助她理解困难存在的合理性与暂时性。与此同时，引导她去思考如何尽快从困境中走出来的途径和方法。

二十多年来，脑科学长足的发展使我对心理咨询与脑神经科学的关系有了更深入而全面的理解。在咨询中，我们要高效提升来询者的社会适应性，就需要理解大脑的两大内在需求的不可或缺性，并找到其中的平衡点。

5. 心理咨询如何使丽莎产生了一个思想飞跃——横看成岭侧成峰

上面的努力，都是在帮助丽莎改变她的思想方法。

在为丽莎咨询中，我大可以给她办一次人生的讲座，讲一番怎样从困难中看到希望、从黑暗中看到光明的大道理。但我没有那么做，而是通过不断地启发和诱导，来促使丽莎自己认识这些人生的道理。我这样做，是要让她感到自己完全有能力去认识、克服自己面临的困难。

在这一过程中，我宁肯多花些时间去启发她说出我想让她说出的话，也不愿直截了当地告诉她我心里想的是什么，因为我坚信丽莎是一个有自主能力的人。而当丽莎懂得与自我相比的意义时，她也就不再有自卑的压力了。

更重要的是，丽莎学会了用与自我相比中获取的自信，来平衡与他人相比中所获得的自卑。

如此看问题，丽莎的坏心情就得到了根本的转变，而心情的转变通常是由认识问题的角度不同而获得的。

就是这种与人与己的对比转换使丽莎的思想产生了一个飞跃。

咨询话外音

心理咨询中的沟通需要注意什么

在以上个案的处理中，值得一提的还有两点：

其一，先让人讲话。

在心理咨询的开始，咨询者很容易出现这样的误区：一上来就急于劝说教导来询者。那么做，常会使来询者感到恼火和失望，觉得你根本不懂得怎样理解他、尊重他。你尚未给人家倾诉的机会，也没有了解到他的烦恼和苦衷，怎么可能获得他对你的信赖呢？而人在未宣泄掉自己的恶劣情绪之前，是难以与人深入沟通的，这实在是人之常情啊。

在本咨询案例中，如果丽莎一来找我，我就与她就事论事，谈论学习的具体困难及其解决方法，她肯定是听不进去的。因为，她还没有宣泄掉自己的坏情绪。

丽莎自来到哈佛之后，受了许多委屈，一直没有机会把它们宣泄出来，其本身就是一个心理障碍。所以，对于丽莎的情绪转变，首先就要给她足够的讲话机会，然后再谈学习计划。那样才能获得水到渠成之效。

心理咨询要懂得运用这样的聆听技巧。

其二，先共鸣，后行动。

心理咨询的行动是建立在沟通的基础上的，而沟通之目的就是要建立心灵共鸣。有了这样的共鸣，来询者才会心悦诚服地执行自己与咨询者商定的行动计划。

在为丽莎咨询中，我通过与她分享我个人初上大学不适应的经历，及给她讲述其他哈佛学生的类似困难，使丽莎与我之间产生了强烈的同感共鸣，而她也就不再把自己看得那么与众不同了。

这一共鸣极大地激发了她改变自我的决心和信心，为她后来的行为转变奠定了重要的基础。我介绍她参加哈佛大学学生自组的电话热线活动，也使她有机会了解到她面临的困难的普遍性，而为其他同学做咨询，更强化了这种共鸣基础。

我们可以将这一共鸣过程，看作咨询者与来询者达到的一种心灵上的"和声"。

心理咨询过程中要不断有这样的"和声"。

最后，对任何学习不适的心理咨询，都要伴有具体的措施来增强其效果。空谈问题不谈情绪，会给人以冷冰冰的感觉；空谈情绪不谈问题，又会使人感到茫然不知所措。两者应当相辅相成，互为补充。这不仅是心理咨询的技巧，更是人之相互安慰的智慧。

人之自卑和自信之间有什么关系

这里我想强调，自卑与自信是人性格中的两面，相互排斥却又相互依赖，恰如一个硬币的两面。

人徒有自信而无自卑，会变得忘乎所以，飘飘其然；人唯有自卑而无自信，会变得缩手缩脚，一事无成。

所以，当一个人在与人比较中尽获自信时，他要学会与自己比较来获得自谦；而当他在与人比较中尽获自卑时，他也要学会与自己比较来获得自信。自信与自卑是人自我感觉天平的两端，其操作的原则是平衡产生美。

心理咨询 小知识 | 心理咨询与治疗的
周期应有多长

　　一个人的心理咨询与治疗的周期应有多长？这不仅因人而异，也随不同的心理咨询和治疗流派的要求而不同。弗洛伊德在最初创立"精神分析学说"时，平均每个患者要持续见面一年以上，每周会面五次，每次会面一个小时。这样长期的治疗，是很少有人能在时间和财力上承受得起的。所以，后人一直想方设法在尽可能短的时间内取得最佳的疗效。

　　目前在美国，五次以下的会面一般被称为短期治疗，十五次以上的会面一般被称为长期治疗。

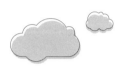

个 案 篇

第 2 章 "我对姐姐怀有深深的内疚"

————————

一个人特异行为的背后，必定在潜意识里藏着一个不为人知的谜。

——弗洛伊德

凭经验办事，可谓心理咨询之大忌。它使咨询者在没有充分了解来询者实情的情况下，就按直觉判断。到头来陷入主观武断，给来询者帮倒忙。在以下的手记中，我领教了它对咨询者的危害，从而变得更加善于挖掘人行为背后的潜在动机。

——题记

莫妮卡静静地坐在我面前，一脸的忧伤。

莫妮卡是哈佛大学一年级的学生。她是西班牙裔美国人，性情活泼，说话很有条理，也显得很有主见。

她来找我咨询是否应从哈佛大学转学，这使我深感意外。

莫妮卡来自纽约州中部的一个小城镇，父母都在银行里工作。她自小学习成绩不错，很受老师喜爱。她还有着西班牙人那种热情奔放的性格，善于交际。从小到大，莫妮卡都是学校里的风云人物，还出任过学校篮球队的啦啦队队长①。

入学哈佛之后，她同时参加了三个俱乐部的活动，还是其中一个俱乐部的副主席。她谈话时那副真诚的样子，也深得我的好感。

但莫妮卡告诉我，她在哈佛大学并不开心。

莫妮卡说她不开心的主要原因是学习吃力，成绩不尽如人意。刚入哈佛大学时，她对自己的学习落后并未在意，以为这只是暂时现象。但后来，无论她怎样下功夫，都赶不上学习进度的要求，往往是上一堂课的问题还没有搞清楚，新一堂课的问题又出现了。面对如此连续不断的"消化不良"，莫妮卡说她已经无法应付这日益沉重的学习压力了。

"我总不能一天到晚都待在宿舍或图书馆里吧，那不符合我的本性，也无益于我的健康。"莫妮卡抱怨说。

莫妮卡还说，她是那种玩起来就没边儿的女孩子，她喜欢与人交往，特别喜欢有男孩子约会她。她是在颂扬声中长大的，不能没有人喜欢她。而在哈佛大学，她得不到这份自尊心的满足。她形容哈佛大学的学生个个都鼻孔朝天长，全无她家乡人的那种质朴和亲和……

前思后想之后，莫妮卡打算从哈佛大学转到纽约州一所一般的大学去继续学业。她将这个想法告诉了父母，遭到了他们的强烈反对。因为莫妮卡是其父母两

---

①在美国的中学里，篮球队的啦啦队队长一般都是由学校里最受人青睐的女孩子出任。

个家族中第一个上哈佛大学的人，也圆了她父亲当初未能上常春藤盟校①的梦。所以，无论她怎么讲，莫妮卡父亲都是一句话："莫妮卡，你可不能打退堂鼓啊，你一定要在哈佛待下去。"

无奈之中，莫妮卡来到我们这里求询，希望知道她在哈佛到底该怎么办。

过去的一切是忘不掉的

听完莫妮卡的叙述，我感到很有信心帮助她克服当前的学习困难，并约定每周见面一次，先安排五次会面。

最初两次会面，我除了认真听莫妮卡诉苦之外，还与她讨论了她学习落后的具体原因。我很快发现，莫妮卡的时间安排很不合理。她往往把每天最精华的时间放在课外活动上，把最差的时间留给学习。比如，莫妮卡白天上完课之后，总要约见几个朋友，或是参加俱乐部的什么活动，直到晚上才开始做当天的功课。另外，只要有人来请莫妮卡参加什么集会、约会等，她也是有请必应。

难怪莫妮卡的学习会这么被动，我心想，她从未认真学习过。

莫妮卡还抱怨说她的作业总做不好，得不到理想的成绩。每次做作业时，她总是盯着计算机发呆，半天都打不出一行字来。莫妮卡随口提到，她在家中有一个孪生姐姐，名叫卡罗琳。以前做作业通常是两个人一起做的，这使她养成了一个习惯，没有卡罗琳在身旁，莫妮卡就做不下去作业……

针对莫妮卡的这一系列问题，我帮她制订了一个周密的学习计划。我要求她每天在一定时间内，先完成当天的作业及其他功课要求，然后再去做别的事情。

---

①常春藤盟校（Ivy League），指美国东部八所历史最悠久的私立大学，它们分别是哈佛大学（Harvard University）、耶鲁大学（Yale University）、普林斯顿大学（Princeton University）、哥伦比亚大学（Columbia University）、布朗大学（Brown University）、康奈尔大学（Cornell University）、宾夕法尼亚大学（University of Pennsylvania）和达特茅斯学院（Dartmouth College）。这八所大学早年经常相互间举行体育比赛。由于它们的校舍都有常春藤缠绕，所以被冠之"常春藤盟校"。

为监督莫妮卡按时完成这一学习计划，我与她约定，每隔一天我就会给她打个电话，了解她的进展情况并给予必要的指导。同时，我也要求她到哈佛大学写作辅导中心去求助，让那里的人帮助她提高写作技巧。

我反复对莫妮卡讲："我相信你完全有能力克服当前的困难，改变你学习落后的局面，你肯定会在哈佛成功的。"

为了激励莫妮卡，我也向她讲述了我初上大学时学习不适应的经历。我特别强调，由于我的不懈努力，我最后终于赶上了班上的同学。

莫妮卡听完我的故事，好奇地问我："你在那段时间内，有没有想过要转学或休学呢？"

"没有啊。"我机械地答道，心里很奇怪她为什么会问出这样一个问题。

莫妮卡沉吟了一下说："我真佩服你当时能够坚持下来，没有想到转学或休学什么的。"

"我能，你也能的！"我坚定地回答。

我心想，我这样鼓励莫妮卡，一定会令她振奋不少。不想，莫妮卡只是噘了噘嘴，什么都没说就走了。

我当时感到很失望。

在接下来的两个星期内，莫妮卡既没有按约来见我，也不给我回电话，尽管我曾三次给她打电话，并都留言请她给我回话。我不明白莫妮卡为什么会有这种反应。带着这些疑问，我去见督导，让他听我们谈话的录音①，商讨下一步的决策。

* * * * *

没想到，在向督导汇报我的咨询过程时，我与督导竟争执了起来，因为我们在对莫妮卡咨询的认识上存在着严重的分歧。

---

①作为实习咨询的一部分，我每次见来询学生，都征求他们同意将我们的对话录下来，以便事后与督导讨论。如果学生不同意录音，则不加勉强。

在我的计划中，我想竭力帮助莫妮卡渡过当前的难关，扭转学习的被动局面，以让她顺利完成在哈佛大学的学业，而不是用从哈佛转学的办法来逃避当前的困难。

督导却指责我这样做是在增加莫妮卡的心理负担，是在抑制她自主能力的发展，是在阻止她独立决定她在哈佛大学去留问题。由此，我们激烈地争执起来。

"那么，你认为究竟怎样做才能帮助莫妮卡呢？"督导问我。

"我以为，首先要帮助莫妮卡认清当前学习困难的原因是什么，看一看自己有多大能力去克服，然后再考虑哈佛去留问题。"我认真地回答说。

"那你在主观上等于替莫妮卡做了主，也就是留在哈佛。所以在你的咨询中，你没有跟她认真探讨在哈佛的感觉如何，而是直接讨论了她的具体学习困难和解决方法。你这样做实际上是在暗示莫妮卡留下来。"督导不客气地指责我说。

"嗯，就算是这样，又有什么不妥的呢？每一个能来哈佛求学的人，都是很不容易的呀。作为咨询人员，我们要尽可能地帮助他们完成在哈佛的学业，为此首先就要帮助他们建立必胜的信念……"我争辩道。

"错啦，"督导又不客气地打断我的话，"你知道吗，不是每一个来哈佛大学求学的人都愿意在这里待下去，也不是每个从哈佛大学转学或退学的举动都是无能的表现。"

望着一脸困惑的我，督导又补充说："我发现你在咨询态度上有严重的反移情倾向[1]，因为你自己从中国来到哈佛大学学习，很珍惜这个学习机会。但你不能把自己对哈佛的珍视强加在别人身上，你没有权利那么做……"

"我没有任何强加于人的意思，"我生气地打断督导的话，"我只是想帮助莫妮卡慎重地做出生活的抉择，这样，她日后就不会咒骂我帮她做出了一个错误的决定。"

我感到自己的声音在发颤，脸在发烧。

见此，督导缓了缓语气说："请原谅我刚才说话语气有些生硬，但你没有

---

①反移情倾向（counter-transference），指咨询者将个人对事物的某种偏好投射到来询者身上的无意识反应。

与莫妮卡认真谈她在哈佛大学的感觉如何，怎么就知道她没有慎重考虑过这个问题呢？"

我开始感到督导说的话不无道理。

"还有，你知道莫妮卡为什么会在听你讲完你上大学的困难经历后，问你有没有动过转学或退学的念头吗？"

"我想她是好奇吧。"我迟疑了一下回答说。

"错啦！这还不清楚吗？莫妮卡本意还是想从哈佛转学的。所以，她也想知道你当初有没有这个念头。而事实上，她是想从你口中得到一个肯定的答复，不然她为什么要问你这个问题呢？"

我望着督导，没有作答。

"还有，你知道莫妮卡为什么这两个星期不来见你吗？"

"是啊，我也挺奇怪的。"我轻声回答说。

"这一点都不奇怪。这是典型的阻抗[1]表现。莫妮卡不愿再来见你，说明你们之间缺乏共同语言，也说明你帮她设计的学习计划可能太主观了……"

督导说话的口气又开始生硬起来。

"这个我能理解，也许我说话的口吻有些像她的父母，所以使她不愿再来见我……"我开始反省自己。

"何止于此，"督导又打断我的话，"以我的感觉，莫妮卡不来见你，实际上是在发泄对她父亲的不满。因为你们都在压制她的自主决策。所以，她把你们都看成一样的啦。"

督导摸了一把下巴接着说："也许莫妮卡从哈佛转学是一件好事呢，因为只有这样，她才能真正做一回自己命运的主人。"

"难道做命运的主人就非得从哈佛转学不可？"我仍不甘心地问。

"难道留在哈佛就一定对莫妮卡有好处吗？"督导也不甘示弱，"你想想，我们心理咨询的宗旨不是替人决策，而是助人自助嘛。"

我无言以对。

---

[1] 阻抗（resistance），指来询者对咨询者咨询目标、方法不满的表现。

* * * * *

与督导的争执使我陷入了空前的困惑。

连日来，我耳边一直回响着与督导的那场激辩。难道我不该帮助莫妮卡珍惜在哈佛大学的学习机会吗？难道我这样做是在给莫妮卡帮倒忙吗？难道我真是在强加于人吗？

我感到我与督导在咨询观念上存在明显的文化差异①。

出乎意料的是，莫妮卡三天后忽然给我打来了电话，说她想次日来见我。我答应了她，想知道她为什么忽然又想来见我。

第二天，她按时来到我的办公室。坐定之后，她就向我道歉说前些日子太忙了，没有给我回电话，还说她决定不惜一切代价留在哈佛，完成在这里的学业。

如果她早几天来讲这一番话给我听，我会为她的决定而高兴万分的。但想着四天前与督导的争论，我疑惑地问她："这是你的真实想法吗？"

"是啊。"她一脸诚恳地回答说。

"那你为什么要过两个星期才来告诉我呢？"我接着问。

不想这一问，莫妮卡竟半天沉默不语。

过了一会儿，莫妮卡告诉我，今天来见我其实是奉她父亲的指令。因为当他得知莫妮卡还是执意要从哈佛转学时，就专门从纽约州赶到波士顿来劝她。谈话中，他得知我为莫妮卡制订了一个周密的学习计划后，大表赞赏，并要求她积极配合我的计划……

至此，我才明白督导的估计没有错。留在哈佛的确不是莫妮卡的本意，而是家庭的压力所致，不然她是不会这么委屈的。

我曾试图让莫妮卡讲出她不愿留在哈佛的真实原因，可她却总是说，她不愿再让父母失望了。

莫妮卡想离开哈佛，到底是为了什么？我疑惑不已。

---

①美国人在一般的心理咨询中，强调尊重个人的自主性胜于其他因素，这是他们的思维特点，与他们崇尚个人主义（individualism）的文化传统有着密切关联。

＊　＊　＊　＊　＊

我把与莫妮卡这次见面的情况汇报给了督导。听完之后，他问我："好，你觉得现在该做什么？"

"鼓励她多讲心里话，不要再给她任何压力。"我回答说。

"对啦，"督导使劲地点点头说，"不要急着与她谈哈佛去留问题，而是多谈她的成长经历，让她自然地做出下一步抉择，而不要勉强她。她需要通过这件事情成熟起来，增强自主能力。"

另外，督导还提醒我多与莫妮卡探讨她与孪生姐姐卡罗琳的关系，这可能是一个重要的线索。

就这样，我恢复了与莫妮卡的定期会面，但我不再要求她执行以前订的那个学习计划。遵照督导的提醒，我们谈了许多莫妮卡的成长经历以及她与卡罗琳的关系，结果发现了一系列极为重要的线索。

原来，莫妮卡和卡罗琳这对孪生姐妹，从小到大都是一起活动的。不幸的是，卡罗琳在十四岁那年遭遇了一场交通事故，她的脊椎骨因此受伤，此后只能坐轮椅活动。此后，莫妮卡每天都尽可能给姐姐补课，使她开心。

卡罗琳后来虽然复了学，但学习成绩再也不能像以前那样出色了。高中毕业后，她只上了附近的一所社区大学。莫妮卡对此一直深感不安。

因为，莫妮卡本该是那次交通事故的受害者。

事情经过是这样的：

莫妮卡上初三时新交了一个男友，并十分喜欢他。一天，那个男孩子骑着摩托车来找莫妮卡，说是晚上要带她出去看电影，莫妮卡当即答应了他。

可是到了晚上，莫妮卡突然身感不适，有点儿不想去了，但又怕扫了那个男孩子的兴，感到左右为难。想来想去，她决定去求姐姐代她赴约，反正她们两姐妹以前经常玩这种替代的把戏。姐姐起初不大情愿，但经不住莫妮卡的恳求，就答应了她。

不想，那个男孩儿在路上违章行驶，与另一辆小轿车相撞，卡罗琳被抛了出去，脊椎受伤，终身残疾。

莫妮卡对此事件深感内疚，认为是自己害了姐姐一生。她感到自己欠了姐姐一辈子的情。

莫妮卡想永远伴随在姐姐身旁，一生不分离。

……

莫妮卡在给我讲这一段痛苦经历时，泣不成声。

更令她无法忍受的是，她不能看到自己的生活是这样的辉煌，而姐姐的生活却是那样的暗淡。她不能原谅自己那天的自私，也深恨自己择友不慎，使姐姐倒了大霉。她宁可自己终身残疾，由姐姐来照顾自己，也不愿面对现在的局面。

总之，莫妮卡摆脱不了内疚对她的痛苦折磨。

听了这番话，我发现自己开始时的确听得太少了。这么重要的情况都不了解，怎么可以帮得了莫妮卡决定她的生活去向呢？

同时，我开始佩服督导敏锐的观察力。看来，莫妮卡对姐姐的负罪感才是影响她学习情绪并打算从哈佛转学的潜在原因。而她广泛参与各种社会活动，实际上也是为了转移她内心的痛苦，或是为从哈佛转学找到借口……

我恍然大悟。我觉得好像是把一盘散片拼出了图案那样豁然开朗。同时，我也为自己最初的简单行事感到惭愧。我以自己的生活经历和愿望去揣摩莫妮卡的心理，没有充分挖掘表象背后的玄机，当然不会与她产生思想共鸣了。

我感到自己表现得多么傻帽儿。

* * * * *

莫妮卡向我讲出了她想从哈佛转学的潜在原因后，内心平静了许多。在以后的会面中，她不再失约。

莫妮卡告诉我，她之所以前些日子不愿再来见我，是因为我为她制订了一个令她一看就头疼的学习计划。这使她更加心烦意乱，也不想接听我的电话……

莫妮卡的话使我感到阵阵脸红。

的确，过去的一个多月里，我在无形中给莫妮卡增添了新的心理压力，使她透不过气来。而我还自以为是在帮她的大忙。我未尽听而先足言，势必会以己度人。这使我想起了多年前的一件往事。

一天，我在北京的一家小餐馆吃饭。在我叫菜后不久，两个年轻人走了进来，在我旁边的一张桌子坐下，叫上两瓶啤酒，一盘冷拼。其中一人开口说道："那丫的①，居然敢不理我，去找别人。哼，也不看看咱是谁……"

没等他说完话，旁边的那个小伙子便插嘴道："哥们儿你也是条汉子，这么提不起、放不下的。她丫的，有什么了不起的，竟敢甩了你。像你这样的帅哥儿，还怕找不到比她更好的，真是活见鬼了……"

他们那边儿讲话，我这边儿全听到了。

我注意到，那个劝慰的小伙子一直在滔滔不绝地说，而失恋的那位一直没吭声儿，只是在一个劲儿地喝闷酒。我当时不明白这是为什么。

后来，我去美国学习了咨询心理学，才明白了其中的道理。那位劝慰的小伙子当时根本就不该多讲话，而是应该多听话才对。说话，正是那位失恋小伙子当时最想做的事情。

因为宣泄不良情绪是任何形式咨询的首要任务。

听，是善意的表示，是虚心的象征，更是建立同感的基础。听，要求你诚心诚意地出租你的耳朵②，全神贯注地倾听对方讲话，不要随意加以打断，更不要就对方的讲话妄加评论。所以，不善聆听的人是做不好心理咨询的。

我的导师还时常教导我们："去认真地听别人讲话吧，干这行的人最大的奖励，就是别人说你是一个很好的听者。"由此，当别人来找你倾诉某种心灵痛苦时，你首先想到的，不是去竭力阻止他接着讲，而是让他讲下去，把话讲完。

这是情绪宣泄的必要步骤。

由此，我不再主动与莫妮卡谈她在哈佛大学的去留问题，而是着重谈她对家庭，特别是对姐姐的特殊感情及她在哈佛大学的生活情况。

奇怪的是，我越是回避莫妮卡在哈佛大学的去留问题，她反倒越主动地提出这个问题。我们两人好似在玩捉迷藏。先是她藏我捉，后是我藏她捉。现在，她

---

① 丫的，北京方言，是个骂人的词儿。
② 心理咨询中有一句行话：心理咨询就是出租你的耳朵（Counseling is to lend your ears）。

已好几次问我为什么不关心她在哈佛大学的学习了。我则回答说，我想对她的过去增强了解，以摆脱我思想中的主观意念。

有一次她来见我，告诉我她有一门课的考试成绩有了很大的提高，我立即祝贺了她，并问她为什么会有这样的好成绩。她告诉我，她近来心情感觉没以前那么沉重了。

"你说自己近来感觉轻松了许多，指的是什么？"我问。

"我感到没有人再逼我做什么啦，所以心情就没那么沉重了。"莫妮卡答道。

"请你说得再具体一些，好吗？"我又说。

莫妮卡侧头理了理搭在额前的头发说："嗯，以前我爸爸总在逼我去努力学习，可他从不关心我的感觉怎么样。而来到这里，你最初讲的话与我爸的话几乎一模一样，所以我很不开心，也不愿再来见你。"

"这个我理解。我也很抱歉当初使你失望了。那么，又是什么使你转变态度的呢？"我再问。

"是卡罗琳，"她面露欣慰的神色，"因为以前我从来没有把自己的内心痛苦尽数讲给她听，让她了解。但自从来这里与你谈了我的许多内心感受后，我意识到，我最该交流心思的人，其实是卡罗琳。所以，我上个周末与她通了电话，谈了好几个大半夜。我把对她的思念和负疚心情全都讲了出来。我们两个人都哭了。"

说到这里，莫妮卡忍不住又哭泣起来，随手抽出了一张纸巾。停了一会儿，她接着说："卡罗琳说，那次交通事故后，在很长时间内，她一直在埋怨我。特别是当她看见那个男孩子又骑着摩托载着其他女孩子兜风时，就更受刺激了。但现在，她的心情平静多了，因为有我理解她。卡罗琳还说，她也一直盼望能有这样一个机会来与我谈一谈她内心的不平。与爸爸妈妈谈此事时，他们总是让卡罗琳尽快忘掉过去的一切。这怎么可能呢？过去的一切是忘不掉的啊，只有谈清楚了，才能获得内心的平静。所以，她很高兴我给她打了那个电话，因为只有我们两个人的心，才能彼此相通……"

"过去的事情是忘不掉的，只有谈清楚了，才能获得内心的平静。你姐姐讲得真好啊！"我深有感触地说。

"是啊！我也是这么想的。其实，我何尝不珍惜在哈佛大学的学习机会？这是我们全家人的梦想。但我忍受不了每天见不到卡罗琳的痛苦，更不能忍受是我剥夺了她一生的幸福。要是那天我自己去赴约，今天坐在这里与你谈话的，也许就是卡罗琳了。"说到这里，她的眼睛又湿润了。

我也跟着叹了口气。

这时，莫妮卡抬眼望见了对面的那幅中国画，出神地说："你知道吗，我每次看见这幅画中那两只小鸟，都会不由得想起卡罗琳来。我就像其中的一只鸟，无论飞到哪里，都会感到孤独，因为我与卡罗琳是一个不可分割的整体。我也向卡罗琳讲了我的这一感受。"

"那卡罗琳怎么说？"我问。

"她说她没想到我到现在还感到这么深的内疚，并准备为她做出牺牲，离开哈佛。她说她很感谢我有这份心思，但她不需要我怜悯她，更不愿意我为她牺牲，离开哈佛。她答应我，如果我把哈佛大学读下来，她也一定会把那所社区大学读下来。姐姐还说，无论我飞到哪里，她的心都会与我同在的。"

说到这里，莫妮卡失声痛哭起来，久久不能平复。

但我心里知道，她此时的哭，乃是健康的哭，是正常的情绪宣泄。她不仅在为卡罗琳哭，也是在哭她自己。

是啊，如果没有那一场交通事故，他们这一家人，该是多么幸福！

莫妮卡早就需要这样痛哭一场了。

莫妮卡，你把内心的委屈与痛苦，全都哭出来吧。可惜的是，在此以前，一直没有人能够给你这样一个机会去痛快地哭一场！

在这哭声中，我隐隐地感到，莫妮卡已经决定留下来了。所不同的是，这一次，是她自己做出的决定，而非顺从了任何他人的旨意。莫妮卡需要做一回自己命运的主人！

果然，莫妮卡最终表示要真心留下来。因为她与姐姐有了感情的沟通，有了心灵的默契。

姐姐也要她留下来！

* * * * *

此后，我和莫妮卡又见了两次面，只谈了一些具体的学习技巧问题。在这方面，莫妮卡的悟性很高，也能很好地调整自我。说到底，她的学习困难只是一种假象，她对卡罗琳的负疚心理才是问题的实质。

最后一次见面，莫妮卡送了我一张感谢卡，上面只写了一句话：Thank you for your understanding（感谢你的理解）。

读着她的卡，我明白了，这句话包含了莫妮卡想对我说的一切。

我对莫妮卡说："我觉得，我对你理解得还很不够。"

"刚开始是这样的，"她微笑着答道，"但后来你做得非常好。我特别感激你不再主动与我提哈佛去留问题，一切由我自己决定。最重要的是，你懂得启发我，让我自己去想明白我最初要从哈佛转学的根本原因。我尤其感激的是，你的咨询促使我和姐姐沟通了心灵，分担了彼此的痛苦，也共同获得了心理平衡。你一再与我谈论过去的事情，实际上，就是在帮助我下决心去跟卡罗琳做那次倾心的交谈。"

"真的？"我不相信自己的"不谈策略"反倒使莫妮卡下决心留下来，于是我开玩笑说，"那我岂不成了魔术师？"

"你真是这样的。"莫妮卡一脸认真地说。

后来，我拿着感谢卡去见督导，谈了莫妮卡说我变成魔术师的评论。

督导听完也笑了，连连称赞我后来处理得很好。

我对他说："在我们中国文化中，很强调阴阳的平衡。我发现，在心理咨询当中，也同样存在着这种阴阳平衡的现象。当你硬要一个人做什么事时，他也许不会真心去做。而当你不再给他压力时，他反而可能会去做那件事。所以心理咨询就是要以'静'促'动'，以'无为'带来'有为'。"

督导忙说："对对，你的这一观察非常有道理。其实，我以前也读过老子的《道德经》。现在想来，这种'无为'和'有为'的相互转化，不就是在变魔术嘛！"

做心理咨询，也好似在耍阴阳平衡的魔术。这个总结，实在是太妙啦！

个案分析

1. 为莫妮卡做心理咨询使我吸取了什么教训——经验主义的陷阱

我为莫妮卡做心理咨询简直有些像在玩捉迷藏。

起初，我"捉"不到她，是因为我完全凭经验办事，结果倒成了与她父亲"结盟"，敦促她留在哈佛。后来，莫妮卡又"捉"不到我，因为我不再主动与她谈论哈佛去留问题，这在无形中推动了她去与卡罗琳谈论这一问题。这样做，她也就不再被动地依靠他人的帮助来做决定，而是通过跟姐姐取得沟通，自己看清了是否应留在哈佛。

这样一来，我由"我进彼退"到"我退彼进"，不光使莫妮卡解脱了长久以来的心理负担，最终做出了令大家都满意的决定，也使我自己对心理咨询的实质有了更深的领悟，即心理咨询中，也包含着虚实的互补和阴阳的平衡。

最初为莫妮卡咨询，我只是简单地根据自己以往的生活经历和咨询经验，为她制订了一个十分周密的学习计划。但是，那时我尚未弄清莫妮卡问题的根本原因，再周密可行的学习计划，也无法解除莫妮卡的心结，难怪她看了就感到头痛。这都是因为我急于想使莫妮卡在哈佛取得成功，不忍心看到她就这么从哈佛转走。我根本就没有想到，对莫妮卡来说，她越是在哈佛成功，就越会感到有愧于卡罗琳。

此外，我还没有与莫妮卡认真讨论哈佛去留问题的缘由，就直接讲怎样帮她克服在哈佛的学习困难。这种做法，确实是有些在替莫妮卡当家做主了，无形中增加了她的心理负担。可悲的是，我开始时，对此毫无察觉，难怪督导会与我那样激烈地争执。

这都是经验主义给我的教训。

2. 我为莫妮卡做心理咨询，柳暗花明的因素——冰山下的心里话

莫妮卡最初来见我，表面上谈的是她在哈佛的学习不适应，实际上是在谈她的内心挣扎。可惜，我只听进了她讲话的表层意思，就匆匆采取行动，结果导致她不再来见我。

后来，我开始探究她讲话的真实意思，才使她最终讲出了自己的隐情，也使我对她的咨询峰回路转，柳暗花明。

当我意识到对于莫妮卡的情况不能单凭经验来判断，便调换了方法，努力去探究莫妮卡对待在哈佛心感不安的缘由。所以当莫妮卡又来找我咨询时，我刻意回避与她提及哈佛的事，就是要使她感到，我不想勉强她做任何事情，让她确信自己完全有能力做出合乎情理的决定。

结果，莫妮卡逐渐领悟到，她最该交流心思的人正是卡罗琳。于是，她们姐俩之间有了那场倾心的谈话，终于又心心相印了。

在后来对莫妮卡的态度上，我基本上采取了"格式塔疗法（Gestalt Therapy）"①，即通过讨论她在哈佛大学的感受、体验及与之相关的生活经历，来推动她实现"自我的综合"，完成她与卡罗琳之间因那场交通事故而产生的"未完成情结"，最终摆脱愧疚对她的心灵折磨。

---

① "格式塔疗法"，由佩尔斯创立于20世纪60年代，其要点如下：
第一，人都有能力处理好自己的事情，心理咨询的中心任务是帮助来询者充分认识到自我在现实中的存在和感受。由此，心理咨询不求为来询者的困难做解释与指导，而是鼓励来询者主动承担责任，主持自我的治疗与改善。
第二，人应该将精神集中在现在的生活与感受上，而不要对过去的事情念念不忘。人的许多焦虑都产生于不能正确对待以往生活向当前生活的过渡，以逃避现实的做法来处理个人生活中的种种挑战和压力。这严重阻碍了一个人的健康成长。
第三，使人积极面对现实、健康成长的一个重要手段，就是帮助他完成内心那些"未完成情结（unfinished business）"，这通常指个人因以往生活中的某些心灵创伤和刺激经历所留下的不良情绪体验（如懊恼、悔恨、内疚、愤怒等）。它们犹如一个个心结，系住了人在现实生活中的自由活动。而要使人全心全意地投入现实生活，就必须排除这些"心结"的干扰。
第四，在咨询手法上，"格式塔疗法"非常强调帮助来询者由"环境支持"转向"自我支持"，以使来询者从一开始就不依赖他人，尽量挖掘个人潜能去解决问题。

在这一过程中，莫妮卡由被动变为主动，由消极变为积极，由决意要从哈佛转学到诚意留下来，她的思想经历了一个质的变化。这一切都是因为她受到了应有的尊重与信任。

咨询话外音

人脑里意识与无意识的对话

大家都知道，人的意识通常被视为人类区别于动物最显著的标志。传递有意识的心理生活，则是大脑非常重要的功能所在。

诚然，意识是大脑的显著功能，但脑科学和心理学的研究也告诉我们，无意识的心理活动同样是我们心智与行为的有力推手。精神分析创始人，伟大的心理学家弗洛伊德率先将潜意识领域的研究带入了人们的视野，并建构了自己独树一帜的"本我—自我—超我""意识—潜意识"交互作用等著名心理学理论。

在莫妮卡的个案中，从意识层面来看，她的学习压力造成她做出转学的决定。随着咨询的慢慢深入，深藏于潜意识中的动机和愿望逐渐显露出来，内心深处对姐姐深深的愧疚才是她要离开哈佛的重要原因。当咨询师与她进行深度的心灵对话，感受她内心深处的"难"和"痛"时，她便获得了陪伴的力量。最终她由衷地做出了自己的抉择，为自己的目标竭尽全力。

按照精神分析理论，心理困惑和精神障碍是"本我—自我—超我"的失衡，也是心理能量过度郁结或耗散的副产品。作为心理咨询师，仅仅看到表层的问题，就事论事，凭经验办事，是远远不够的。透过意识去深入潜意识的汪洋大海，与来询者共同寻找问题的症结，并引导至意识层面分析与领悟。只有这样，才能够做到潜显修通，让来询者的人格得到新的整合与完善。

心理咨询中的"虚功"是怎样体现的

在心理咨询中，如果说直接的劝导是"实功"的话，那么间接的启发则可称为"虚功"。两者之间往往不是互为排斥的，而是互为补充的。

在莫妮卡对哈佛去留问题的思考上，她父母一再要求她留在哈佛，我也曾一度"加入"了他们的呐喊，结果使莫妮卡备感沮丧。我们都没有体察到她那份"剪不断，理还乱"的痛苦，所以我们越是敦促莫妮卡留在哈佛，她当然就越不情愿留在哈佛了。

这种做法都是"实功"的表现。

后来，我不再主动与莫妮卡谈论她的哈佛去留问题，而是启发她自己去思考，这才使她意识到，原来是对姐姐的负疚心结在影响她的情绪。根源挖出了，她便心甘情愿地决定留在哈佛，不需要我做任何劝说。这正应了《红楼梦》当中的一句话：心病终须心药治，解铃还是系铃人①。

我由帮莫妮卡制订一个周密的学习计划到不提任何计划，由替她做主到竭力推动她自己做主，实际上是走了一条"由阳而阴""以虚击实"的道路。到头来，我的"无为"之策促使莫妮卡做出了"有为"之举，取得了理想的咨询效果。这即是心理咨询之"虚功"所为。

心理咨询对生活中的一般劝慰有什么启发

在为莫妮卡咨询的过程中，我被她和卡罗琳之间的深厚情谊深深感动，也为她们的生活遭遇而感到无比惋惜。就心理咨询而言，这个生活悲剧给她们姐妹俩带来的心灵创伤，是一定要说清楚的。只有说清楚，才能使两个人都获得心理平衡。而像她们父母那样劝说两人尽快忘掉过去的做法，反而会适得其反。

这里的问题在于，生活中的一般安慰和劝说，往往仅是想让当事人尽快忘掉那些痛苦的经历，劝他们不要再回忆啦，要往前看。其做法固然用心良苦，却无

---

①此句话出自《红楼梦》第九十回。

助于真正解开他们的心结。这种非同感性语言正如人们常抱怨的那句话一样：你真是站着说话不腰疼。

所以，对于当事人来说，过去的伤心事，在尚未谈出来、说清楚之前，是很难达到真正意义上的忘却的。在一般情况下，人们对痛苦的往事是想谈清楚的，以获得理解和解脱。若是他们没有谈，不意味着他们不想谈，而可能是由于没有找到适当的机会和对象，或可能他们尚存顾虑，未有勇气去谈。

人们只有想明白了，才能从根本上甩掉包袱，放松精神，获得平衡，从而不再沉溺于对往事的追悔和懊恼不得自拔。

念世事沧桑，人海茫茫，哪有完全不受伤害的人呢？

故此，当你努力安慰身边那些遭受伤害的人时，请你不要简单地说"过去的事情就让它过去吧"之类的话，那可能是当事人最不愿听的话。如果他们没有对你的劝慰做出直接的反应，那并不意味着他们就听从了你的劝慰，而可能意味着你的话不中听，或你不懂他们的心。

莫妮卡之所以最终回心转意，留在哈佛，也是因为我从未对她讲"过去的事情就让它过去吧"。莫妮卡的父母一直在这么讲，结果反倒使莫妮卡和卡罗琳都对往事念念不忘。我没有对她这么讲，她反倒对我感激万分。

这也是心理咨询和我们生活中一般劝慰的本质区别所在。

其实，人得了病，只有对症下药才能医好。那种不找到病根，只靠挨时间的治疗方法，是不能根除疾病的。体病如此，心病亦然。

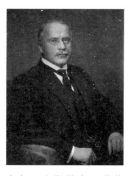

卡尔·古斯塔夫·荣格
（Carl Gustav Jung，
1875—1961），瑞士心理
学家。1907年，开始与弗
洛伊德合作，发展及推广
精神分析学说长达六年之
久，之后因理念不合而与
弗洛伊德分道扬镳，创立
了人格分析心理学理论，
提出"情结"的概念，把
人格分为内倾和外倾两
种，主张把人格分为意
识、个人无意识和集体无
意识三层。曾任国际心理
分析学会会长、国际心理
治疗协会主席等，创立了
荣格心理学学院。1961年
6月6日逝于瑞士，他的理
论和思想至今仍对心理学
研究产生着深远影响。

"心理平衡"一词可谓中国人独创的心理学术语。

在西方心理学与心理咨询的词汇当中，是没有psychological balance这一术语的。其实"心理平衡"就是指人们用升华、幽默、外化、合理化等手段来调节对某一事物得失的认识。中国人之所以用"心理平衡"一词来形容这一心理调节过程，大概可以归结到我们思维中的阴阳对立、福祸转换的"文化基因"上。千百年来，中国人在看待个人的荣辱得失时，深受老庄之道家思想的影响，故很讲究内心的平衡之道。所以，中国人用"心理平衡"一词形容自我的心理调节绝非偶然，而且十分贴切。

其实，心理学中常用的内倾、外倾的概念，就是瑞士心理学家荣格在读了老子的《道德经》之后创造的，其中即含有阴阳平衡之意。

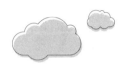

个 案 篇

第 3 章 职业选择：听自己的，还是听父母的

职业选择是人生的重要抉择之一，其中父母的期望时常会与子女的选择发生冲突。在此当中，心理咨询人员应在帮来询者认清自我的同时，增强其与父母的心理沟通。心理咨询人员还应注意不要去充当父母与子女冲突的仲裁人，而是当其调和人。这正是下列咨询手记想说明的问题。

——题记

嘉慧是美籍华人，正在读哈佛大学四年级。

她性情温和，举止娴静，说话慢条斯理的。她来找我谈她的职业去向问题。因为同是华人，我们之间的对话基本上用中文。

嘉慧自幼喜欢文学，作文一向不错。上哈佛大学之后，她就在哈佛大学学生自办的报纸*Crimson*当记者，最近又被提拔为副主编。同时，她还不断给美国某些很有影响的报纸杂志投稿，并很受一家妇女杂志主编的青睐，几乎每投必中。

嘉慧的梦想，是成为一个名记者或专栏作家。

可惜嘉慧的父母，特别是她的父亲并不这么想。他们给了嘉慧两个选择，一个是学医，另一个是学法律。

嘉慧的父亲是个医生，叔叔是个律师。当初两兄弟由台湾来美国留学时，一个想学文学，一个想学艺术，结果谁也没有按照自己原先的兴趣发展，而是根据现实生活的需要，另选择了专业方向。由此，嘉慧的父亲时常教训嘉慧说："美国是一个很现实的社会，最现实的事情就是钱。有钱就受人尊重，没钱就受人鄙视。而挣钱最可靠的两个行业就是医生和律师，你知道吧。"

嘉慧有个姐姐，她在父母所给予的两个选择面前决定去学医，眼下正就读于哈佛大学医学院。鉴于此，嘉慧的父母很希望她能像姐姐那样听话，选择上哈佛法学院①或医学院，毕业后找到一份高收入的工作。

但嘉慧的梦想是成为一个知名作家，写几本畅销书而立足于文坛。她对写作有一种说不出的兴奋与期盼，自言生活最温馨的时刻，就是坐在计算机前写文章的那一刻。可惜，嘉慧的父亲不能分享她的作家梦，他最关心的问题，是嘉慧什么时候申请哈佛大学法学院。

嘉慧真不知该如何是好。

---

①在美国的高等教育制度中，本科没有法律专业，一定要等到大学毕业后才能去读法学院。所以，美国的法学院都是研究生院。这与中国的情况不同。

在尊重父母和自由选择之间徘徊

嘉慧一脸愁容地坐在我面前，不断问我该怎么办。

我一再解释说，我只能帮她让她自己做出决策，却不能替她决策。因为无论我替她做出什么决策，都不能使她真正解决问题。唯有她自己想出最适合自己的方法，才会真正解决问题。

"你爸爸为什么这么强求你学习法律呢？"我问嘉慧。

"还不是因为当律师工作稳定，赚钱多嘛。"嘉慧回答说，"而且我老爸有一个理论，就是中国人想在美国社会立足，就一定要打入主流社会。什么做个小商小贩，办报编杂志的工作，都不足以做一个堂堂正正的美国人，不会被人瞧得起。美国是个很现实的社会，有钱，就会有人来巴结你、尊重你；没钱，人家就会排挤你、歧视你。所以，如果你想在美国社会过人上人的日子，就要去上法学院或医学院①，懂吗？"

"那你怎么看呢？"我问嘉慧。

"我承认我老爸说的都蛮有道理。我在台湾的许多亲戚都很羡慕我老爸在美国做医生，挣那么多的钱。但我觉得做律师、医生，都是你们男生要做的事情，我们女生没有必要活得那么辛苦啊。"

顿了一下，嘉慧又说："你不知道我老爸这些年来都是几点下班的，都是晚上八九点钟！我才不愿意像他那样过一辈子早出晚归的日子呢。还有，我最害怕在公众场合讲话，可做律师一定要在众人面前滔滔不绝地大放厥词，与人辩论，我的口才可没有那么灵光。"

"那你爸爸怎么想？"我又问。

"他呀，他总是说，叔叔当初也是一个很胆怯的人，你看他现在却变得可擅

---

① 其实在当今的美国社会中，由于各行各业的竞争加剧，并非律师和医生就最容易挣钱。嘉慧父亲的话只代表了20世纪六七十年代由台湾来美留学之人的普遍想法。

长讲话啦。他还总是说，叔叔最初来美国的时候，曾想过去学戏剧，还是他逼着叔叔改学法律的。现在叔叔特别感谢我爸爸，说是我爸爸把他引上了正途。特别是婶婶，长得像个大明星似的，要不是叔叔学法律，她才不会嫁给叔叔呢。"

说着嘉慧理了理头发。

"所以你爸爸也要把你引入正途？"我笑问嘉慧。

"对呀！可我就是不喜欢当律师。学法律要去背那么多的法律条例，而且每次打官司，都要钻原来法律条文的空子，制造出什么新的条例来。难怪美国的法律有那么多条例，就是因为大家都想在打官司中，制造出什么新的法律条例来。如果大家都按现有的法律条例去办事，那不就省事了吗？"

"看来你对美国的法律挺精通的嘛。"我评论说。

嘉慧听了此话，不好意思地笑了，接着又说："我就是不喜欢法律嘛，可是爸爸总是拿叔叔来压我。说我在报社做记者或编辑，一年不过挣个三四万美元。而如果去做律师，起薪最少也要七八万。十年之后，一个记者的年薪顶多涨到八九万，而一个像样的律师起码也要挣四五十万。爸爸还说，叔叔现在的年薪已经超过了他，可他还比叔叔早工作三年呢。"

"那你怎么看呢？"我又问。

"我呀！我还是喜欢写作嘛！"嘉慧答道。

接着她反问我："你怎么看我老爸说的这一切，你觉得我老爸的话有没有道理？"

嘉慧这么一问，真使我一时不知如何回答是好。

因为一方面，作为一个留学生，我很能理解她父亲所讲的话。我来美国求学的这些年，曾经打过三十多个工种的活，我深知打工的辛苦、挣钱的不易，也明白上哈佛大学法学院对一个人的前途意味着什么。说真的，要是再给我一次专业选择的机会，没准儿我都会去学习法律。

嘉慧尚年轻，尚未品尝过生活的艰辛，对生活充满了憧憬与梦幻。她既不能完全理解她父亲的良苦用心，也不能完全体会她父亲这些年来所经受的磨难和委屈。她把从事律师和医生职业当作"你们男生的事"，这显然是淡化了这两份工作的实际意义。嘉慧的父亲在美国社会是一个成功者，他讲的话也都是由衷之言。的确，在美国社会，做律师和医生是步入富人社会的"金光大道"。

我想，如果我与嘉慧父亲相会，会有不少共同语言的。

但另一方面，作为一个咨询员，我工作的首要任务是帮助来询者自己去判断、处理当前的问题。尽管我认同嘉慧父亲所讲的道理，但我不能让这种认识影响我对嘉慧的态度，那样我将会成为她父亲在哈佛的代言人。

为此，我要帮助嘉慧做好两件事情：一是帮助她更好地认清自我，确定适合她的能力和兴趣的职业发展方向；二是帮助她与父母亲更好地沟通，使彼此都多从对方的角度看问题。毕竟嘉慧还是个涉世未深的女孩子，我应该帮助她提高自己的决断能力。我应使她通过此次咨询经历增强自己的独立性，而不是对他人的依赖。

想到这里，我反问嘉慧："那你想让我怎么回答你的问题呢？"

嘉慧沉吟了一下说："我，我当然是希望你能理解我的心思，因为一个人勉强自己去做不愿意做的事情，总会感觉不好的。小时候，我老爸曾强迫我去学钢琴，结果我也没学好，直到现在一听到别人练钢琴，我还感到头疼。"

"所以你是想让我支持你的想法，将来成为一个知名作家，是不是？"我插嘴说。

"对呀！"嘉慧回复说，脸上绽出开心的笑容。她的神情表明了她的态度[1]。

"我可以很好地理解你的心思，但你能很好地理解你老爸的心思吗？"我接着问嘉慧。

"你指的是什么？"嘉慧不解地望着我，脸上的笑容转瞬即逝。

"我的意思是，你老爸这样苦口婆心地劝你上法学院，到底是为了什么，你有没有认真想过？"

"哼，还不是想让我多挣些钱，像叔叔那样，让大家羡慕呗。"嘉慧噘着嘴说。

"就这些吗？"我又问。

---

[1] 在心理咨询中，这种体语的交流是心理咨询沟通和判断的一个重要方面。因此，每个咨询人员都要学会察言观色，从来询者的体语中了解来询者的情绪变化。

　　嘉慧眉毛一扬说："还能有什么呢？说实话，有时候我都在想，爸爸这样死乞白赖地让我去上法学院，当律师，是不是怕我将来挣钱不够花，去向他讨钱。"

　　"那你有没有坐下来与你爸爸认真谈一谈，他为什么要让你上法学院？"我再问。

　　"躲还躲不及呢，干吗去自讨苦吃。"嘉慧有些愠怒了。

　　"你总是这样躲避你爸爸的追问，能躲到哪一天呢？"

　　"那你说我该怎么办？我又不是没有谈过，可是我老爸根本听不进我讲的话，你叫我怎么办呢？"嘉慧真的有些生气了。

　　望着嘉慧生气的样子，我半开玩笑地说："哟，真生气了？我知道你想当作家的心思，但如果你不好好与你老爸交流你的想法，他又怎么会理解你的心思呢？"

　　顿了一下，我又说："我的意思是，如果你不去好好地尊重你父亲，汲取他的人生智慧，他怎么会反过来尊重你，理解你的心思呢？"

　　嘉慧望着我，试探地问："那你是说，我应该主动出击，让爸爸感到我真想理解他，想听他讲话，而非一定要接受他的要求，那样爸爸就会愿意多听我讲话，是吗？"

　　"你的悟性真好耶。"我学着用台湾腔笑着回答她。

　　嘉慧听了也笑了。

　　就这样，我与嘉慧商定，趁两个星期后的春假回去跟爸爸交谈，主要听他讲话，让他把自己为什么这么想让她上法学院的原因说个透，并尽量不与他争辩。为了帮助嘉慧和她爸爸沟通，我还跟她做了角色扮演①，由她当父亲，我当嘉慧，向她展示我如何做一个很好的听者。

　　嘉慧十分盼望春假的到来。

----

①角色扮演（role-playing），指在咨询中，咨询者与来询者相互扮演对方及其他相关的角色，以增进彼此及与他人的理解和沟通。

* * * * *

春假过去，嘉慧归来见我。

寒暄之后，我问她回去谈得怎么样。

"唉，我倒是认真听爸爸讲话了。他起初很奇怪我为什么会变得这么听话，称赞我开始懂事了，知道怎样讨老爸欢心。他说我从小就很有头脑，是一块当律师的好料。他说让我当律师，是想让我成为一个成功的美国人，让人瞧得起。他说他知道我对法律不感兴趣，但兴趣是可以培养的。当初叔叔学法律时也对法律不感兴趣，可现在他的兴趣可大喽，钱也是大把大把地挣……"

嘉慧滔滔不绝地讲着。

"那你觉得这次交谈对你们的思想沟通有没有什么帮助？"待嘉慧说完我问她。

"有还是有的啦。"嘉慧噘着嘴说，"至少爸爸现在与我说话，不像以前那么容易激动了，也能听我讲话了。爸爸总是说，他不想让我成为一个理想主义者，而是成为一个现实主义者。因为美国社会不需要理想主义者。爸爸还说，他最关心的事是，让我在事业上成功，那样人生才有意义。"

"噢？这倒很有趣。你爸爸说他最关心的事是你能在事业上获得成功。他以前有没有说过这样的话？"我问嘉慧。

"没有啊。"嘉慧不明白我为什么这么问。

"那这句话很重要啊，也许，这正是你此次与爸爸恳谈的最大收获呢。"我提示说。

"怎么讲呢？"嘉慧问。

"因为它表明你爸爸开始理解你了。"我回答说。

"我还是不明白你的意思。"嘉慧又说。

"你想想看，你爸爸原来认为，只有当律师才能获得事业上的成功，而现在他说他最关心的，是你在事业上能取得成功。但他并未说明这个事业就一定是当律师。你不觉得这是一个很大的变化吗？"我启发嘉慧说。

"真的耶，我也觉得我老爸好像松口了。如果真是那样，可就太好啦！"说着嘉慧拍起手来，接着又说，"现在我想起来了，爸爸还说无论做任何事情，只要你专心地去做，你总会取得成功的。难道爸爸真的在改变主意吗？"

"无论怎样，这都是一个很好的开端，因为你和爸爸可以真心地交流思想了，我真替你们高兴。"我微笑着说道。

"哇，我今天真是太高兴啦，太高兴啦！"嘉慧兴奋得脸都开始发红。

"你觉得是什么使你爸爸开始转变态度的？"我趁机问嘉慧。

"还不是像你说的那样，要多听多理解呗。"嘉慧学着我的口吻说，嘴角掠过一丝不好意思的微笑。

停了一下，她又说："这下子我可明白了你所讲的主动出击的威力了。其实人都是你先尊重他，他才会尊重你。虽然是一家人，也是一样的道理。以前我对爸爸讲的话就是置若罔闻，结果使他不厌其烦地给我讲上法学院的事情。现在我认真听他讲话，他反而不再像以前那么固执了，人真是好怪呢。"

"所以说，沟通是打开人心灵之门的钥匙嘛。"我总结说。

接下来，我与嘉慧进一步讨论了怎样以获得事业的成功来促进嘉慧与父亲的思想沟通。我要求嘉慧将自己在写作与当律师两方面的优势和劣势都罗列出来，分析她在哪一边获得成功的概率更大，然后再去与父亲交流思想。

为了帮助嘉慧再次与父亲沟通成功，我们又做了角色扮演的练习。这次，由我扮父亲，嘉慧扮演她自己。在对话中，我尽量给嘉慧提出各种各样的难题，并帮助她分析怎样回答才合适。

这样准备充足后，嘉慧趁一个周末回去再见父亲，与他交流自己的想法。临走时，我还给嘉慧打了电话，问她有没有信心谈好。

"有啊，"她爽快地回答说，"因为我是要与爸爸比较两种职业的利弊，而不是要拒绝爸爸，所以我用不着担心。"

"你说的太对了。"我称赞说。

* * * * *

过了那个周末，嘉慧来见我。

一进门，她就高兴地对我说："爸爸终于接受了我的比较，同意让我先尝试作家生涯，如果行不通再去上法学院。"

"真是太好啦！"我感叹道，"那你是怎样说服你爸爸的？"

"我完全按照我们准备的对话与他交谈。我不再说自己不去上法学院了，而只是强调，我从事写作行业的成功概率可能大得多，而且也更符合我的性格和兴趣。同时，按照你的嘱托，我还给他看了我这些年来发表的作品，他每篇都认真看了，夸奖我写得好，还亲了我。我感到爸爸其实是个蛮好的人耶，蛮通情达理的。只是我以前太不尊重他了。另外，我还告诉他，我当了一段时间的记者后再去读法学院，那样就会有更多的阅历。你猜我老爸怎么说？"

"你老爸怎么说？"我好奇地问。

"你别嘴甜了，爸爸知道你的心思。爸爸这段时间也在反省以前对你的态度。爸爸以前实在是太勉强你了，应该多给你一点自由才对。你妈妈也一直劝我，干吗让孩子这么苦。所以从今天起，爸爸不再强迫你去读哈佛法学院啦。但你一定要答应爸爸两件事：一是无论做任何事情，都认真地去做，争取做个成功者；二是不要放弃上法学院的打算，许多律师最初也是做记者的，看人家戈尔副总统，当初也做过记者的①……"

嘉慧眉飞色舞地说着。

"Great！"我不禁用英语赞叹道。

"是呀。"嘉慧继续描述着上个周末的重大突破。

嘉慧父女可以真正交流沟通了，我感到无比地高兴。同时，我也庆幸自己没有将个人对生活的感受及对职业的看法讲给嘉慧听，那样我不就成了嘉慧爸爸在哈佛大学的代言人，而令嘉慧望而生畏了吗？我更加感到，作为一个称职的心理咨询人员，首先必须是个人际沟通的行家。

所以，在给嘉慧咨询的过程中，我没有做任何心理分析，我只是帮助嘉慧去有效地与她爸爸沟通思想，以对爸爸的尊重来换取他对嘉慧的尊重。在这当中，我不仅帮助嘉慧认清了自我，也增强了她的思想沟通能力。

---

① 美国前任副总统戈尔（Al Gore），曾在越南战争中做过战地记者。

嘉慧从哈佛毕业后，被美国很有影响力的妇女杂志《魅力》聘去当记者。

临行前，她给我打来电话，说她今生今世都不会忘记我这个来自中国的"辅导大师"①，并说要把这个咨询过程写成小说发表出来。

末了，嘉慧还告诉我，这段时间内，她一直藏着一个秘密，那就是我长得有点儿像她的叔叔。所以她更不会忘记我。

"我也不会忘记你这个一口台湾腔的未来的大作家。"我笑着说，"希望能很快读到你的小说。"

"哈哈……"话筒那边传来嘉慧悦耳的笑声。

也不知嘉慧的小说写出来没有。

个案分析

1. 心理咨询中常见的两难境地——向左还是向右

俗话说，可怜天下父母心。

这里指的不仅是父母为抚养子女操碎了心，也指的是父母操的许多心并不为孩子所接受。所以，父母不操心不是，操过了心也不是，做父母真不是一件容易的差事。

在本个案中，嘉慧的父亲执意要让女儿上哈佛大学法学院，因为他认为只有那样，她才可以做一个堂堂正正的美国人。这是嘉慧父亲移民美国多年的深刻体验，也是他自己的生活写照。作为一个饱经留学打工生涯磨炼的人，我完全可以体会到嘉慧父亲对女儿的一片苦心。

但是，嘉慧对自己的人生道路另有打算，而且这种打算是有相当依据的。嘉慧不愿做自己不喜欢做的事情，想追求个人的生活梦想和幸福。作为嘉慧的咨询人员，我也完全能理解她的这份心思。

---

①在中国台湾，心理咨询被译作辅导。

那么，在他们父女的冲突当中，我到底该站到哪一边，或该采取什么样的行动呢？

这是心理咨询中常见的两难境地。

2. 心理咨询人员应该怎样面对这样的两难境地——做个"中性"人

其实，作为一个心理咨询人员，我哪一边都不需要站，而且哪一边也都不能站。

如果你站在学生一边，学生势必会对家长说："连学校老师都认为我的想法是对的，你们的想法是错的，你们还有什么可说的？"那样，家长就可能找到学校，抱怨你们的某某老师支持儿子反老子，搞得你是一头的灰。

如果你站在父母一边，那学生就难与你有共同语言，也难对你的心理咨询保持信心。本来嘛，人家在家里听老子训斥还不够，到学校来还要听老师的训斥，还有完没完了！

所以，做心理咨询，时常是左也不是，右也不是，费力不讨好！

这是心理咨询中经常遇到的挑战。

那么，我们应该怎样处理这种两难境地呢？

首先，我们要想到，我们不是上帝，不是救世主，不可以代替学生或其家长做主。我们做的是启发引导的工作，而不是劝说教训的工作。这样想，我们就将自己与学生的位置摆平了，不存在谁顺从谁的问题。

其次，我们应该知道，我们要做的是"釜底抽薪"，而不是"火上浇油"。我们要帮助矛盾双方交流思想，竭力从对方的角度考虑问题，而不是要使一方倒向另一方。

事实上，凡事都是一分为二的，就是再不合理的事情，也可能有其可取的地方。如果矛盾双方都能认识到这一点，则其矛盾冲突就会得到缓解。这正是我在此两难境地中所做的努力。

3. 开启脑力发动机——做最好的自己

通常，人进入青少年时代就会有一种自我对话：我怎么样？我是一个怎么样的人？我以后可以做什么？……心理学将其归结为心理同一性的问题。如果一个个体在这一时期能够很好地整合以往的生命经验，把握自己人生的发展方向，那将是一件非常值得庆幸的事情。

个案中的嘉慧从自己的兴趣出发，在求学期间，主动地去体验新闻写作的事，并获得了同行的赞赏。与此同时，也得到了真切的自我认同，并逐渐明确了自己以后要做的事情。

这是个体成长过程中的一个重大标志。

在咨询中，我跟嘉慧做过一个"三圈"游戏，现在与大家分享：请你在纸上画三个圈，三个圈上分别标注我最喜欢做的事、我最擅长做的事、我认为最有价值的事。如果你的答案与嘉慧那样有高度的重合，那我要恭喜你了。因为你的人格整合已经达到了一个相对完美的境地！

我在后来的研究中发现，当我们的"三圈"合一的时候，左右脑的资源整合将达到最佳状态，获得更持久的动力以及更好的创造力和意志力。大脑的奖赏回路也得以自然形成并强化。

由此，个人的职业去向如果能够兼顾自己的兴趣爱好，他将会在职业中获得最佳的成就体验，登上自我实现的高峰！用自己擅长的去做有意义的事情，那你就是一个成功又幸福的人！

咨询话外音

过度模糊的心理边界易产生亲子冲突

清官难断家务事，是家长为孩子着想正确，还是孩子追求自由明智，很难进行是与非的评判，因为这不能够用非黑即白的思维来加以决断。

在亲子关系当中，如果家长与孩子的关系边界过于清晰，刻板固着，如"你的事你自己决定，我的事也不用你插手"，这种教养风格会产生许多问题。相反，如果家长与孩子的关系过于胶着，为某一方代言，如"你的事情我做主"，同样也会带来麻烦与冲突。

在亲子关系当中，家长自以为是地认为孩子是自己身体的一部分，从而可以自作主张地随意指挥。殊不知，孩子从来都是独立的个体，不止身体，心智亦是如此。特别在青少年时期，孩子的自我意识快速发展，尊重并倾听孩子的想法显得格外重要；当然，反之亦然。

个案当中的嘉慧父亲，也正是因为尊重并倾听了嘉慧内心的想法和她的积极探索之后，才有了很大的转变。

在家庭问题的咨询中，咨询师也需要理解个体咨询和家庭成员沟通交互的重要性。只有这样多方面的切入，才能够让来询者厘清思路，自主地做出抉择并增强行动力。

心理咨询怎样帮助人沟通思想

在为嘉慧咨询的过程中，我没有明确地支持她父亲的想法，尽管作为一个过来人，我能认同他的许多看法。我只是要求嘉慧不要对父亲讲的话不屑一顾。我试图让她明白，也许正是由于她这样一种抵触情绪，她父亲才更强势地逼她上法学院。

另一方面，我也没有明确说嘉慧的文学梦就一定最适合她，我只是与她反复地讨论她个人的特长和兴趣，比较在新闻与法律这两条职业道路上，哪条路可以走得更顺一些，哪条路可以获得更大的自我满足。此外，我还要求她将这些具体比较讲给她父亲听，使他意识到嘉慧在文学与新闻上的巨大潜质。

在为嘉慧咨询的过程中，我基本上采用了"来询者中心疗法（Client Therapy）"①的指导思想。据此，我不但相信嘉慧完全有能力选择自己的人生道路，也相信其父亲是一个通情达理的人。

我在帮助嘉慧认清自我的同时，也竭力使她摒除对父亲的成见，尊重他的人生智慧，肯定他的一片苦心，并积极与他沟通思想。

为了做好这两件事，我曾与嘉慧做了多次的角色扮演练习，由我分别扮演她和她父亲，以向她展示怎样沟通才能获得最好的效果。所有这一切，都旨在增强嘉慧与其父母沟通的勇气和技巧，使她最后终于说服了她父亲，允许其先尝试新闻行业，然后再做打算。

更重要的是，通过此次咨询，我使嘉慧学会了尊重父亲、信任父亲。这种积极的人生观，也促使她父亲对女儿投桃报李，以诚相待。

由此，嘉慧不仅坚定了自己的职业选择，也增进了与父亲的情谊，真可谓一举两得。可这一举两得之事来得何等不易！我之所以能够帮助嘉慧取得这样圆满的结局，就在于我没有在父女俩的冲突之间选择任何一方。这既是心理咨询给嘉慧带来的沟通上的收获，也是心理咨询给我的智慧。

---

① "来询者中心疗法"，由卡尔·兰塞姆·罗杰斯创立于20世纪50年代。其要点如下：

第一，人都有能力发现自己的缺陷和不足，并加以改进。所以心理咨询的目的，不在于操纵一个人的外界环境或其消极被动的人格，而在于协助来询者自省自悟，充分发挥其潜能，从而达到自我的实现。

第二，人都有两个自我：现实自我和理想自我。前者是个人在现实生活中获得的自我感觉，而后者则是个人对"应当是"或"必须是"等的自我概念。两者之间的冲突导致了人的心理失常。人在交往中获得的肯定越多，则其自我冲突越少，人格发展也越正常。

第三，这一疗法很强调建立具有治疗作用的咨询关系，以真诚、尊重和理解为其基本条件。罗杰斯认为，当这种关系存在时，个人对自我的治疗就会发生作用，而其在行为和人格上的积极变化也会随之出现。所以，心理咨询人员应该与来询者建立相互平等、相互尊重的关系。这样亦可使来询者处于主动地位，学会独立决策。

第四，在操作技巧上，这一疗法反对操纵或支配来询者，主张在谈话中采取不指责、不评论、不干涉的方式，鼓励来询者尽抒己意，直抒己见，以创造一个充满真诚、温暖和信任的气氛，使来询者无忧无虑地开放自我。

我对年轻人出国留学的寄语

最后，作为一个在美国学习、生活多年，并打过许多工的人，我想说的是，美国是天堂还是地狱，不同的人可能会有不同的理解。但对于个人的成长来讲，美国的确是个磨炼人生存与适应能力的场所。

在美国，成功也罢，失败也罢，并不存在某种绝对的衡量标准。得意与失意，知足与不知足，全看个人如何平衡其中的得失关系。

若有朝一日，你也到那里去进修、学习、生活、工作，别忘了咱中国人的本色是吃苦耐劳、不畏艰难，无论在哪儿，都是一样的。

说到底，馅饼大都是自己烙出来的，而不能指望天上掉下来。

只要你有了这样一份心理准备，你是不会失败的。

在此，我祝福你了！

心理咨询
小知识 | 罗杰斯是怎样创立
"来询者中心疗法"的

在心理咨询的名人录当中，除了弗洛伊德，当数罗杰斯最有名了。

罗杰斯最初是学神学的，早年曾来过北京。后来，他转而接受精神分析的训练，却不满精神分析对人性的悲观态度及总是在探讨患者儿时记忆和活动对当前行为的影响。罗杰斯认为，人的本性都是正常的、向善的，并具有无限的发展潜力。所以他不主张将来询者当作患者或病人来看待。他认为，心理咨询的目的是帮助来询者完善自我，增强自信心，而不是缓解其某种心理变态的表现。

就这样，罗杰斯创立了"来询者中心疗法"，并逐渐成为整个人本主义心理学的代言人。

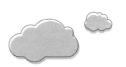

个 案 篇

第 4 章 爱情神话的破灭

————————

　　爱情是人类最崇高的情感之一。而爱情的真谛往往是在痛苦的磨难中获得的。以下的咨询手记中，记述了一个爱情的完美主义者是怎样从一场爱情的危机当中认识到自己的不足，并接受他人的瑕疵的。他经受住了一场爱情的严峻考验，也由此变得更加成熟。而作为咨询者的我，也通过此事增强了对心理咨询"助人自助"之实质的理解。

——题记

查理是哈佛大学三年级的学生。

他一脸倦容地坐在我面前，眼睛里布满了血丝，额头上还有一块乌青。他有着一张古希腊美男子的脸，身材魁梧，举止优雅。一看就是那种家教甚好、很讨女孩子欢心的男孩子。

查理一上来就告诉我，他连着三天都没睡好觉，因为他上个星期三发现女友海伦与另一个男孩子有染。这使他怒不可遏，连日来陷入极度的沮丧当中，坐卧不宁。他从未想到海伦竟会这样背叛他，令他们五年来的爱情神话毁于一旦。

他心有不甘哪！

查理用尽可能和缓的语气向我讲述着这几天来发生的一切。

完美主义与自我中心

原来，上星期一，查理的一位朋友从家乡打来电话，告诉他海伦时常与一个男孩子出入街头。查理闻讯后大为吃惊，决定亲自回去看个明白。

他悄然返回家乡。

在朋友的指点下，很快发现海伦真的与一个男孩子一同上街，动作亲昵。他戴上墨镜，开车悄悄跟踪，发现海伦竟然到那个男孩子家里，深夜两点还不出来。在忍无可忍的情况下，查理大按汽车喇叭，招得那一家人都跑了出来。

当他们大声斥责查理怎么可以这样不守社会公德时，他一声不响地走到海伦面前，摘下墨镜，上前扇了她一个耳光。结果那个男孩子立即扑了上来，两人扭打成一团。在海伦的哭求和那家人的强扯之下，两人才住了手。

之后，查理不顾海伦的极力解释，径直开车回家，赶乘当夜的火车返回了哈佛大学。

回来之后，查理像丢了魂儿似的，整夜泡在酒吧喝闷酒，不与同学讲话，也不接听海伦打来的电话。这一切反常现象，都受到了他所住宿舍辅导员①的关

---

① 在哈佛大学的学生宿舍楼，都住着一些教师和研究生，帮助学生管理自己。在美国的大学中，只有哈佛大学和耶鲁大学有这样的宿舍辅导员制度。我在哈佛大学读书时，就曾被聘为其中一座学生宿舍楼的非住宿辅导员（non-resident tutor）。

注，要他立即来寻求心理咨询师的帮助。

对于查理此刻的心境，我表示了极大的认同，也赢得了他对我的信任。我们约定，每星期见面一次谈论此事，直至谈好为止。

查理生长在美国东部某州的一个政治世家。

家族中已有四代人上过哈佛大学，三人做过美国国会议员，其父更是时任美国副总统戈尔[①]的同窗好友，当时正是本州的现任众议员。出自这样的家庭，查理平生有两大志愿，一是上哈佛大学，二是从政。

由于相貌出众，家庭显赫，上中学以来，查理就一直是女孩子心目中的"白马王子"。在众多追慕者当中，查理对海伦情有独钟。这不光因为海伦美貌无比，也因为她聪明绝伦。

他们两人可谓学校里的一对璧人，是所有同学羡慕的对象。查理对此也深感自豪，认定他们之间的爱情有如神话故事一般美好。

高中毕业后，查理如愿以偿上了哈佛大学。而海伦则上了本州另一所全国知名的大学。他们两人虽天各一方，却鸿书不断。每逢节假日，两人都会设法聚在一起，畅叙别情。可是今年一月，两人的恋情爆发了一场严重的危机。

这都源于去年十一月的一场盛装舞会。

哈佛大学有一个传统，即每年在放寒假前，高年级学生（不包括研究生）都要举行一个盛装晚会。届时，所有参加舞会的男士都要身着晚礼服，并竞相带领漂亮的女孩子来做伴舞。而所有参加舞会的女士，也都尽量邀请最帅气的小伙子来参加晚会。在众多有意者中，查理选择了就读于波士顿大学的凯蒂作为舞伴，她长得像海伦一样漂亮。

那天晚上，查理喝了许多酒，加上气氛所致，便带着凯蒂一道去开房消夜。此后，凯蒂便开始向查理展开了爱情攻势，其势头之猛，令查理无以招架。

查理十分后悔那天晚上的草率。

圣诞节后放寒假，查理回到家乡与海伦团聚。海伦在为查理整理衣物时，无意中发现了凯蒂写给查理的一封火辣辣的情书，其中提到了那天晚上的一夜

---

①美国前副总统戈尔（Al Gore），20世纪60年代曾就读于哈佛大学。

风流。

海伦顿时怒不可遏，定要查理说个明白。尽管查理一再表明那天晚上只是酒后乱性，此后绝无再犯，但海伦仍不能原谅查理的越轨行为。

其实，海伦自上大学后，周围亦有大把的追求者。其中有一位名叫亚当斯的男孩子，其相貌体魄皆与查理不相上下。他一直对海伦穷追不舍，可海伦始终与他保持着距离。现在发现查理的不忠表现，海伦不甘心自己为查理守身如玉，他却在外边拈花惹草。

更重要的是，海伦越来越不能忍受查理对她的约束和干涉，而这正是她与亚当斯交往中所没有的。所以，海伦开始与亚当斯正式约会，并很快火热起来。而这一切又由查理临行前交代的那位朋友传到他耳朵里，于是，就演出了上面那一场"夜闯亚公馆"的闹剧。

*   *   *   *   *

面对查理的爱情挫折，我该怎样帮助他呢？

我与督导进行了详尽的讨论。在听了查理与我的大部分对话录音后，督导指出查理的思想方法上有两种明显的倾向：一是完美主义①的倾向，二是自我中心②的倾向。

督导要我格外注意查理谈话中在这两方面的表现，并由此入手来帮助查理接受当前的事实，不再予以回避。另外，督导还要我尽量避免正面回答查理的提问，而是多鼓励他独立思考。

查理的完美主义倾向主要表现为他凡事都想争个第一，不能容忍自己或他人做过的事情出现差错。在爱情上，他一直坚信他与海伦的爱情是上帝的杰作，是完美无缺的。在过去的五年中，查理一直为他与海伦在相貌、智力、身材、兴

---

①完美主义（perfectionism），指人对于自己周围的人和事物提出过高过严、不切实际的要求和期望的行为表现。

②自我中心（egocentrism），指人凡事以个人利益为中心，不善于考虑他人的利益和需要的行为表现。

趣乃至两家的背景等方面的匹配而自我陶醉，所以他不能接受海伦对他的不忠行为，认定只有与她分手才能解脱当前的精神痛苦。

而令他更烦恼的是，海伦虽然为深深伤害了查理的心而抱歉，却并不反对他们两人分手。这令查理感到十分沮丧。他很清楚，他不会再找到像海伦这样令他心仪的女孩子了，况且他们已有了五年的感情基础。

查理真是欲罢不可，欲恕不能，内心痛苦极了。

查理还有着很强的家庭观念。他一直视自己父母的婚姻为世人的楷模。他梦想自己的婚姻也会像父母那样牢固不破，那样完美无缺，以不辱家风。这对将投身政界的人来说，是十分重要的政治资本。而现在他与海伦尚未结婚，就发生这样的丑闻，怎能不令他痛心疾首！

查理说，他现在一闭上眼就会想象海伦与亚当斯在一起的镜头，就会想到亚当斯那一脸的狞笑，就会想到那天晚上在门外等待的情景……

这些念头使他疯狂到在街上碰见任何一个男人都想过去揍他一拳。在谈话中，查理还一再比喻说他与海伦的恋情是大卫①与维纳斯②的恋情。现在海伦背叛他，就好像维纳斯的脸被人划了几刀那么令他惋惜不已。

查理的自我中心倾向表现为，他不善于从他人，特别是海伦的角度，来看待目前所发生的一切。他对别人的过错看得很重，却对自己的过错看得很轻。他可以轻易地原谅自己，却不能轻易地原谅别人。在讲到自己受骗时他的情绪十分激动，但讲到海伦发现他与凯蒂的来往时却心平气和，甚至一再为自己的粗心而惋惜。

在查理心目中，如果海伦没有发现那封情书，则他和海伦的关系将一切如旧，也绝不会发生那天的那场闹剧。但他不承想，如果没有他与凯蒂的那一夜风流，海伦也不会如此背叛他。查理把海伦对他的不忠，看得远远重于他对海伦的不忠。

---

① 大卫（David），意大利文化复兴时期的雕像，由著名雕刻家、艺术家、建筑家米开朗琪罗（Michelangelo Buonarroti，1475—1564）雕塑。大卫被称为世界第一美男子。
② 维纳斯（Venus），古希腊神话中的爱神，因其雕像断去双臂而闻名于世。

查理思想中的完美主义倾向和自我中心倾向，使他看问题好走极端，好钻牛角尖，好为自己的行为辩护，好挑别人的毛病。在查理的话中，我隐隐地感到，他与海伦的爱情并不像他讲的那样天造地设，而其父母的婚姻也不尽如他描述的那般完美无缺。

我与督导谈了我的想法，我们一致认为，目前的这场感情危机表面上是海伦的问题，本质上却是两人的相处出了问题。而要帮助查理从此次精神打击中振作起来，成熟起来，就必须从改变他的这两种思想倾向入手。否则，查理的目光永远是对准他人的，而不能对准自己。这个毛病不改，他迟早还会栽跟头的。

此外，督导还提醒我，查理用大卫和维纳斯的结合来比喻他和海伦的恋情，是很有探讨价值的。因为，大卫是个完人，而维纳斯则双臂残缺，这里面大有文章可寻。

* * * * *

如此拿定主意，我一方面尽量对查理的懊恼心境表示理解，另一方面也请查理多给我讲述他与海伦的恋爱过程。其中我要求查理尽量回忆他们之间曾出现过什么冲突，怎样解决的，过后感觉又如何。

查理开始对此甚表不解，问我为什么要这样做。我告诉他，我这样做是想深入了解海伦为什么会突然背叛他，因为我不相信她会由于你的一次失误而如此绝情于你。其实，我这样做的真实目的，还是想通过这些讨论来打破他心目中的完美主义倾向。

于是，查理竭力回忆了在他们五年的恋爱中，都曾发生过什么争吵，闹过什么别扭。结果查理越说越兴奋，越说问题越多。他回想起来，海伦对他的大男子主义早有不满。海伦自从跟了他之后，就不再与其他异性朋友有较深的交往。有一次，海伦还因为查理辱骂了她以前的男朋友而伤心了好几天，并告诉查理早晚有一天她会弃他而去的。

当时查理并没有把这句话放在心上。

于是我问查理："你觉得海伦的潜意识里是不是一直在等待这样一个时机来

与你分手呢？"

查理怔了半晌，回答说："我说不清，不过现在看来，海伦确实对我早有不满了。"

"那你能指出海伦到底不满意你什么地方吗？"我又问。

查理沉吟了一下说："大概是不够尊重她的意愿吧。"

我再问他具体表现在什么地方。查理又给我讲了一些他怎么要求海伦一定要服从他的意愿的事情。

由此，我问查理："如果你是海伦，你会怎么想？"

"我会与他分手的。"查理脱口而出。

"那么现在，你又怎样看海伦背叛你的事实呢？"我再问。

查理不再像以前那么容易激动了。

接着，我又与查理谈论他与凯蒂的交往及那一夜风流。开始时，查理亦甚为不满，问我为什么揪住他的过错不放，为什么不去谈论海伦的问题，为什么不直接回答他一再提出的要不要与海伦分手的问题。

我回答说："我希望这些讨论能帮助你增强对自我的认识，以便更好地应付当前的危机。如果我完全按照你的要求和思路去探讨问题，就很难发现你与海伦感情危机产生的真实原因了。"

其实，我这样做，还是为了挑战他思想中的自我中心倾向。但为了使他感到公平，我也答应他另找时间讨论海伦的问题。

查理告诉我，他虽然也喜欢凯蒂的美貌，但觉得她在智力上根本无法与海伦相比，所以从未把她放在心上。我问他与凯蒂接触，是否也有喜欢她的地方。

查理想了想说："凯蒂长得有些像海伦，看见她就会想起海伦，就想跟她上床。"

"你想跟凯蒂上床，难道就感觉不到海伦的存在吗？"我问道。

"当然会感觉到海伦的存在。"查理回答说。

"那你为什么会做出背叛她的事情，你有没有想过，海伦一旦发现会有什么反应？"我又问。

"我当时只想放纵一下自己。"查理说。

"你想放纵自己，是不是说明你在某些方面已厌倦了海伦，而在凯蒂身上获得了满足？"我再问。

查理对我的提问甚感兴趣，说他的确喜欢凯蒂的温顺，这是他与海伦接触中很少感受到的。

"这样看来，你与凯蒂上床，其实并非偶然啦？"我接着问。

"但我仍然觉得这是不该发生的，"查理沉默了片刻后说，"因为我内心深处还是爱海伦的。但我承认前几次与海伦见面时，她对我不再像以前那么热情了，连在一起也不如以前那么投入了。所以，我心中不知怎的有一种报复心理，也许正是这种念头促使我与凯蒂有了那一夜的风流。"

"那么，你与海伦之间的相互背叛也并非偶然的啦？"我评论道。

查理先点点头，接着又摇摇头，叹口气说："真没想到，其实我们彼此早就憋着一口气啊！"

＊　＊　＊　＊　＊

如此几番交谈后，查理已经能够反省自我了。

于是，我向他提出另一个重要的问题："查理，我想问你，你将自己与海伦的爱情比作大卫与维纳斯的结合，其中大卫是一个完人，而维纳斯却双臂残缺，你觉得这种比喻纯属偶然的巧合，还是有某种潜意识的作用？"

对于我这个提问，查理倒吸了一口气说："嗯，这真是一个心理学家提出的问题！"

他沉思了一会儿说："真的，我怎么从未想过，我的比喻居然会存在这样明显的问题？"

"什么问题？"

"我知道我把自己比作大卫，是因为大卫是完美无缺的，这也正是我所追求的。而将海伦比作维纳斯，则似乎不符合我的思维方式。"

"怎么不符合？"

查理想了想说："因为按照我的标准，我应该希望我的恋人会像大卫那样四

089　✕

肢健全才对，而维纳斯则双臂全无。这是不是说明，我在潜意识中——"

"嗯，你的解释很有意思，你指的是潜意识中的什么？"

"嗯，我想，我是不是在潜意识中总是认为自己的所作所为都是正确无误的，而海伦的所作所为则未必尽然。"

"所以呢？"

"所以——，我不能很好地意识到自己身上的许多问题，而对海伦过于苛求……"

"比如说？"

"比如说——，我一直觉得自己在此次事件中是无辜的，现在看来，海伦也确实有不少委屈……"

这是我等候已久的答复！查理终于看到了他性格中自我中心的一面，这对于他转变对整个事件的认识至关重要。

由此，我与查理深入探讨了维纳斯之残臂对他们恋情的象征意义，使查理进一步认识到：因为他把海伦看得比自己低，所以他一直将自己置于两者关系的主导位置上，故而对海伦尊重不够；因为他与海伦的匹配是他认定范围内的匹配，所以他不能很好地理解海伦对他们之间的匹配并不都是满意的，比如海伦就很不满意他的大男子主义和自我中心；因为他以自我为中心，不认为自己有什么残缺，所以他看不到自己在这场感情危机中的责任，而是把责任都推到海伦身上，认为海伦就好像维纳斯那样天生不完美……

查理最后总结说："我知道我这个人的自我意念很强。而现在，我需要重新认识自我。"

我深深地点点头。

接下来，我与查理讨论了另一个更具心理学象征意义的问题——维纳斯雕像之美即在于它的残缺不全，这对于人之爱情又有什么启发？

查理刚开始不明白我的意思，要我加以说明。我告诉他，我们在欣赏维纳斯这件艺术品时，很大程度上也在欣赏其残缺不全的一面，那么在人之爱情当中，是否也存有这种"残缺美"的意识呢？

查理回答说，从艺术欣赏角度来讲，理应如此。

"理在何处呢？"我紧接着问。

"因为它会给你各种艺术遐想的空间，也给你追求完美的机会。"查理答道。

"这就对啦！"我接过话说，"维纳斯正因为断臂，才激发了人们追求完美的遐想！爱情中，也可以因为失误和宽恕而升华人的情感，而宽恕不就是一种'残缺美'吗？"

"对，对，那你是说，我现在是到了该给维纳斯补断臂的时候啦？"查理问我。

"你说呢？"我反问。

查理拍了下大腿。

* * * * *

在我与查理的谈话中，他曾反复问我是否该与海伦分手，是否应与凯蒂好，是否应原谅海伦。对于这类问题，我都未予直接回答，而是请他更进一步讲明他自己的想法。

我们之间经常出现类似下面的对话：

"晓东，你说我是不是应该与海伦分手呢？"查理问我。

"你觉得呢？"我反问他，意在促使他独立思考。

"我真想与她一刀两断……但我不知道以后会不会再找到像她那样与我匹配的人啦。"查理喃喃地说。

"所以你还是下不了决心？"意在促使他反省。

"唉，要是没有发生这一切该多好呵！"查理叹息道。

"我很理解你内心的苦楚，但是，已经发生的事情是不可挽回的。"意在促使他面对现实。

"我真不明白海伦为什么会这样背叛我。你说，如果你是我的话，你会怎样处理这件事情呢？"查理双眼直直地望着我。

"我当然会感到很难过，但我们有着不同的性格和成长经历，我的决策未必会对你有帮助。"我也直视着他，意在促使他不要依赖他人。

"那你是什么意思？你说我是不是该忍了这口气，与海伦和好？"查理眯着眼睛问我。

"我毕竟不是你，不能替你决定是这样好，还是那样好。让我们还是接着讨论一下你这样做会有什么利弊得失吧。"我这样回答，意在促使他多做思考。

经过无数个回合的"较量"，查理逐渐认识到，他与海伦之间其实早就有隔阂，当日之事绝非偶然。由此，查理终于认识到自己性格中的完美主义与自我中心的倾向。他不再把与海伦的爱情看作上帝的杰作，是完美无瑕的。

同时，他也开始正视他们之间其实存在着许多不合与矛盾，并愿意接受彼此的残缺不足了。

而令查理吃惊的是，当他与母亲谈论此事时，母亲说她和查理父亲之间也有许多矛盾，当年弄得几乎要去离婚。但后来，为了孩子，也为了共同的信仰①，他们最终没有那样去做。查理为此大为震惊，了解到父母的婚姻也不尽完美，这使查理更加认识到，宽恕在爱情和婚姻中的重要性。

有了这一系列的思想转变，查理主动恢复了与海伦的联系，接受了她的解释，并首次在她面前承认了自己以前的过错，包括那天在亚当斯家的粗暴举动。

查理的态度转变使海伦大受感动，她在电话中哭诉道："这一段时间以来，我一直为自己深深刺伤了你的心而难过无比。我已经断绝了与亚当斯的一切来往，也准备接受咱们分手的事实。这段时间内，我想了很多，我觉得我不应该以自己的不忠来报复你……"

查理主动向海伦认错，是她万万没有料到的，也是她盼望已久的。她似乎重新体验到那初恋时的美好感觉，迫不及待地要查理立即回到她身边来，或允许她到哈佛大学去见他。

查理决定再次回家乡一趟。

两人见面后，抱头痛哭了一场，彼此道出了许多憋在心头已久的话。最后两人发誓，要好好珍惜彼此的感情，不再做出任何伤害对方感情的事情。

为了巩固他们之间的爱情，也为了摆脱亚当斯等人的纠缠，海伦决定转学到波士顿的一所大学读书，以便和查理经常见面。同时，查理建议海伦也尽早找个

①查理的父母都是虔诚的天主教徒，而天主教主张婚姻应当从一而终。

心理咨询人员来谈一谈这段时间的感情冲突，以更好地面对这次人生的挫折。

海伦十分诚心地接受了查理的建议。

查理与海伦的和解，也使两家人大受感动。他们皆为两个孩子的安排提供各种方便。查理的父亲还专门给波士顿的一位哈佛校友打了电话，请他协助安排此事。

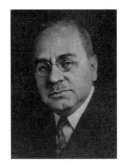

阿尔弗雷德·阿德勒（Alfred Adler，1870—1937），著名的奥地利心理学家和医学家。个体心理学的创始人，人本主义心理学先驱，现代自我心理学之父。弗洛伊德的学生之一，但也是精神分析学派内部第一个反对弗洛伊德的心理学体系的心理学家。他曾提出心理学中"自卑情结（Inferiority complex）"的概念。

* * * * *

看着查理与海伦的和解，我心中有说不出的喜悦和欣慰。

在为查理咨询的过程中，我自始至终没有给他提过一个直接的劝告，也没有给他做过一次逻辑分析，他所有的认识转变，都是在我的不断启发下自己体悟出来的。我是以不断的提问和反问，来回答查理的无数提问，促使他去独立地思考决策。这使我更加感受到了心理咨询"助人自助"之实质所在。

最后一次见面，查理送了我一张精美的致谢卡和一支派克金笔作纪念，感谢我伴他度过了这一段人生的艰难时光，并帮助他认识到自身的缺点与不足。

他动情地对我说："晓东，你不知道你的那些提问和讲话对我来说是多么重要，我把它们全都记在我的日记本上了。你将永远成为我在哈佛大学生活的一部分。"

我回答说："查理，再没有比你通过此事变得更成熟、更富于反省精神这件事令我高兴的啦！我相信，如果你日后遇到类似的生活挫折，你将会变得更坚强，更富于生活的智慧。"

临别时，查理提出要带海伦来见我。我想了想回答说："你来见我没有问题，因为我们彼此之间已有了充分的了解。但海伦来见我，可能会令她感到不自在。因为她不了解我，又知道我是你的咨询员，在这种场合下见我，她该说什么呢？以后有什么机会再说吧。"

查理同意了我的意见，便未做安排。

后来，一次偶然的机会，我看到查理与一个漂亮的女孩子并肩在哈佛庭院①里散步。我想，那一定是海伦了。

她的一头秀发，正如查理描述的一样。也正是由于那一头秀发，我没能看清海伦的娇容。

我想，这样也好，就让我与海伦彼此之间，永远都是一个谜吧！这不也是人际交往中的一种"残缺美"吗？

望着他俩远去的身影，我在想，心理咨询真是太奇妙了！它可以在交流之中，彻底改变一个人的认知、情绪和行为方式。

我想起了西方一位先哲说过的一句话："安慰语言的巧妙实施，是人类最古老的疗方。②"

我想起了督导在与我总结这个个案时说的一句话："晓东，你现在感觉像个心理学家了吧？"

我想起了当初那位老教授讲的那种"登天的感觉"……

我想起了弗洛伊德、荣格、阿德勒、罗杰斯……

我想，有朝一日，我一定要把这段经历写出来，让世人一同分享我帮助查理成长的喜悦与感悟。

个案分析

1. 心理咨询"助人自助"之用意——不做来询者的拐杖

在与查理的交谈中，我刻意回避直接答复他的提问，意在促使他独立思考，

---

①哈佛庭院（Harvard Yard），哈佛大学最早的校园，每年一度的毕业典礼都在这里举行。较之国内的大学，哈佛大学并没有一个整体的校园。除哈佛庭院有围墙外，其余各学院（如法学院、医学院、商学院、教育学院、政府学院、神学院等）均与民宅店铺相邻。
②其英文为：Words of comfort, when skillfully administered, are the oldest therapy known to man.

而不依赖他人的指点。其实，查理是完全有这份能力的，他不断向我提问，不过是想让我肯定他的某些想法罢了。

换句话说，他是在寻求某种权威人士的肯定，犹如在等候上帝的旨意。如果我直截了当地告诉他该做什么或不该做什么，我无形中就成了他心目中的上帝。

这不是我想做的事情，也是我做不到的事情。

所以，作为心理咨询人员，我的作用不是要主宰他人的命运，而是要推动他人去主宰自己的命运。由此，我不给查理提任何劝告，就是为了不使他依赖我。

查理想让我替他决策是其回避责任的表现，但我要帮助他积极地面对现实，独立决策。

这即是心理咨询"助人自助"的用意所在。

2. 查理自我中心的根源——不合理信念的枷锁

在为查理咨询时，我基本上采取了"理性情绪疗法（Rational-Emotive Therapy）"①的策略。该疗法旨在帮助来询者除去思想中的非理性信念及自我挫败感，建立积极向上的人生观。该疗法还认为，人的非理性信念主要有三个

---

① "理性情绪疗法"，由美国心理咨询专家艾利斯创立于20世纪50年代，其要点如下：

第一，人既是理性的，又是非理性的。人的精神烦恼和情绪困扰大多来自其思维中不合理、不符合逻辑的信念。它使人逃避现实，自怨自艾，不敢面对现实中的挑战。当人们长期坚持某些不合理的信念时，便会导致不良的情绪体验；而当人们接受更加理性与合理的信念时，其焦虑与其他不良情绪就会得到缓解。

第二，人的不合理信念主要有三个特征：1）"绝对化要求"，即对人或事都有绝对化的期望与要求；2）"过分概括"，即对一件小事做出夸张、以偏概全的反应；3）"糟糕透顶"，即对一些挫折与困难做出强烈的反应，并产生严重的不良情绪体验。凡此种种，都易使人对挫折与精神困扰做出自暴自弃、自怨自艾的反应。

第三，"ABC理论"：在诱发事件A（Activating event），个人对此所形成的信念B（Belief）和个人对诱发事件所产生的情绪与行为后果C（Consequence）这三者关系中，A对C只起间接作用，而B对C则起直接作用。换言之，一个人的情绪困扰的后果C，并非由事件起因A造成，而是由人对事件A的信念B造成的。所以，B对于个人的思想行为方法起决定性的作用。

第四，"理性情绪疗法"的目的在于帮助来询者认清其思想中的不合理信念，建立合乎逻辑、理性的信念，以减少个人的自我挫败感，对自己和他人都不再苛求，学会容忍自我与他人。

特征，即对他人要求"绝对化"、对生活事件"过分概括"及对生活挫折"反应过分强烈"。

就查理而言，他的非理性信念在于，他把自己与海伦的爱情看得太神化了。具体地说，他可以原谅自己的错误，而不能接受海伦背叛他的事实，因为他把自己看得太高太完美了。

他不能反省自己在此次爱情危机中的过失，是因为他把自己的过错看得轻而又轻，却把海伦的过错看得重而又重。

他不能理解海伦内心的痛苦，是因为他习惯了海伦敬佩他、顺从他，而不习惯于海伦指责他、违逆他。

总之，查理需要从自我的神坛上走下来，学会容忍他人的不足，并不再苛求自己。可悲的是，查理在忍受痛苦的煎熬，却又不甘向痛苦告别。

这即是查理自我中心的根源所在。

3. 心理咨询使查理有了哪些成长——自我觉察的凯歌

查理经过此番爱情挫折后成熟了许多，也对爱情的含义有了深刻的理解。他的爱情危机表面上是海伦的问题，本质上也包括他的问题。但我却不能这样直截了当地告诉查理，即便说了，他也肯定不会接受。

反之，我通过与他不断地探讨，将他的注意力从海伦身上转移到他自己身上，并以对维纳斯断臂残缺象征意义的探讨为突破口，帮助他摆脱了思想中的完美主义和自我中心的束缚，完成了认识上的一次重大飞跃。

由此，查理开始勇于承认自己的不足，也乐于接纳他人的不足。这使得他开始克服与海伦关系中的大男子主义。

通过这次咨询，查理战胜的不仅是其爱情认识上的狭隘和偏见，也有其人格中的狭隘和偏见；查理宽恕的不只是海伦一人，还有其他令他挑剔不满的人。

凡此种种，都是此次心理咨询给查理带来的成长。

4. 转动爱情三角形——解读爱情的大脑机制

著名心理学家斯滕伯格先生通过长期的研究描绘了爱情三角形的理论，提出爱情三角形的三条边分别象征着激情、亲密及承诺。

激情是爱情中的性欲成分，是情绪上的着迷；亲密是指在爱情关系中能够引起的温暖体验，以及彼此的认同与接纳，是灵魂上的相依；承诺是指维持关系的期许或担保，是对永恒的向往。

在爱情的三角形中，三条边长也并非恒久不变的，在爱情与婚姻的不同时期会有不同的变化。往往在爱情的头两年里，象征激情的边显得更长，让很多人流连忘返在激情之中而不在意周遭的种种，即俗语所说的情人眼里出西施。

在查理和海伦长达五年的交往中，他们已经进入构建亲密和承诺的阶段。但从查理的叙述来看，他们的爱情仍是激情未减，完美无缺。可是他的一夜情则潜在地突显了他对海伦的激情已经逐渐回归于一种常态。但他的完美主义和自我中心，让他对他们爱情当中的种种矛盾和问题采取了回避甚至是否认的防御机制。

在我几次引发他思考与海伦交往过程中存在的问题后，他才猛然有所察觉而开始他的反思。最终，他体悟到了爱情中，宽容、接纳彼此的不足，用心维护两者间的关系是十分重要的。

脑科学也以实证证明了爱情以及婚姻过程当中，大脑掌管情感的部分可以测量的变化①；脑科学也同样给我们启发，爱情不仅靠冲动，更需要我们用心去经营。

---

①脑科学以及心理学研究发现，浪漫的、轰轰烈烈的爱情是一种人类本能。有关爱的行为都是源于多种吸引力（魅力及主要组织相容性复合体等）激活角回的区域之间的相关性与爱的激情。

咨询话外音

心理咨询之"虚功"所追求的意境是什么

心理咨询不但是人际沟通的技巧，而且是语言交流的艺术。

心理咨询之可贵，就在于它可以推动来询者去积极地认识自我、反省自我，进而提高其自信心与生活的智慧。

心理咨询之难为，就在于这种来询者对自我的深刻反省与认识应该是自发而成的，而不是由咨询者说教而致的。

心理咨询之巧妙，就在于咨询者不断启发来询者说出自己想让他说出的话。

心理咨询之高明，就在于来询者不但能独立克服当前面临的困难，也能从中增长人生的智慧。

从这些意义上讲，做心理咨询，犹如打太极拳，十分强调动作中虚与实的结合。人们通常以为，心理咨询就是为来询者说教人生，指点迷津，好像人在昏头昏脑时，希望有人能给他当头一棒，使他猛然觉醒。其实，这不过是朋友间一般咨询的"实功"表现，并非心理咨询之真功夫所在。

心理咨询强调的是"虚功"，讲究以虚击实，那样就会推动来询者不避责任，学会独立思考与决策，而不会每次在昏头昏脑时，都指望有人会再给他来个当头一棒。

人为什么不能给自己来个当头一棒呢？心理咨询人员总是在问。

这正是心理咨询之"虚功"所追求的意境。

心理咨询和心理治疗、一般的生活咨询有什么不同

心理咨询和心理治疗之间既有共性又有许多差异。

心理咨询与心理治疗之间最大的共同点在于各种技术与方法都源于共同的心

理学基本理论，如精神动力流派、人本主义思潮以及认知行为理念等。而在具体的实践过程中，心理咨询基本上是平等的咨询关系，以帮助来询者独立思考和决策为首要目标；心理治疗则更多地体现在医患关系上，以治愈病人的心理障碍或病态行为表现为首要目标。所以，心理咨询更多地强调咨询者对来询者的尊重和理解以及彼此的积极互动。

此外，这种正规的、面对面的心理咨询和一般生活中的通信或电话咨询也有着本质的不同。前者需要时间去建立来询者与咨询者之间的信任及互动关系，而后者则可以旗帜鲜明地表明自己对来询者问题的立场与观点。

但心理咨询、心理治疗和生活咨询这三者有一点是相通的，就是都要尽量地尊重对方，理解对方。

总而言之，心理咨询就是要使人学会自主自立。

或曰：授人以鱼，一日享用；教人以渔，终身受用。

心理咨询 　心理咨询与治疗
小知识 　是怎样分类的

　　心理咨询与治疗行业中有着众多的疗法，其中最常见的有"精神分析疗法""心理动力学疗法""来询者中心疗法""现实疗法""行为疗法""交互分析疗法""格式塔疗法"及"理性情绪疗法"等。据美国心理咨询协会的统计，现已记录在册的心理咨询与治疗的方法已有三百种之多，而且还在不断增加。

　　美国心理学家朗敦（Perry Landon）认为，所有这些疗法大抵分为两大类。一类是"认知领悟（insights）"疗法，包括意识层面和无意识层面的修通，旨在通过改变提高人的认知方式来缓解其心理困惑和障碍。另一类是"行为矫正（behavioral modification）"疗法，旨在建立新的条件反射来矫正人的不良行为方式。

　　其实，在具体实践中，人们常常是两者兼用，互为补充的。

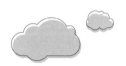

个 案 篇

第5章 对学生考试作弊的思索

对生活环境进行控制的努力几乎渗透于人一生的所有行为之中，人越能够对生活中的有关事件施加影响，就越能够将自己按照自己喜爱的那样进行塑造。相反，不能对事件施加影响会对生活造成不利的影响，它将滋生忧惧、冷漠和绝望。

——班杜拉

做人当以诚信为本。这句话时常需要经过深刻的生活体验和教训才能明白它的含义。对于一个做事不诚实的人，应该怎样帮助他从错误中吸取教训却又不被挫折击垮，这是心理咨询人员时常面临的挑战。在本个案中，我竭力帮助一个考试作弊的学生心甘情愿地接受校方的处分，且让他对今后的学业和未来的生活做了深刻的反思，并在与校方协商过程中就怎样处罚该学生成功地坚持了我个人的意见。

——题记

明轩是来自中国的留学生，正在哈佛大学上二年级。他因为期末考试作弊而被其系主任派来见我，并正在等待校方纪律委员会的处分决定。

事情经过是这样的，明轩在期中考试时用铅笔答卷，成绩下来后，他用橡皮擦去试卷中一些错误的答案，填上正确的答案，然后去找任课老师要求改分。老师看着试卷中的错误判分，感到很奇怪，却也说不出什么来，只好将成绩改了过来。

期末考试判卷时，该老师留了个心眼，将明轩的答卷复印了一份存底，以备明轩再来找他。试卷发下去后，明轩又在试卷上做了手脚，再去找老师要求改分。老师将明轩的试卷留下，答应再与他联系，之后即去见系主任，讲明了这一切。

两天后，系主任与该任课老师一同约见了明轩。他们拿出两份试卷要求明轩加以说明。明轩不得不红着脸承认自己在两次考试中都骗了分。系里即将明轩的骗分事件上报到学生纪律委员会，等候其处分决定。同时，系里也要求明轩来我们这里接受咨询，以便更好地检讨自己的错误，应付当前的这场危机。

明轩就是这样来见我的。

我恨我自己，我实在是太愚蠢了

明轩第一次来见我，十分被动。

他呆坐在沙发上，低着头什么话都不说，似乎是在挨时间。我们之间的对话进行得十分艰难。

"明轩，你想告诉我些什么吗？"我问道。

明轩默不作声，右腿不住地抖动着①。

"明轩，你心里一定十分不好受，可以给我讲一讲吗？"我又问。

明轩的嘴角动了动，还是沉默。

"明轩，你这两天来吃饭、睡觉好吗？"我接着问。

---

① 这种下意识行为，一般表现了人内心的焦虑。

明轩点点头，眼睛呆望着窗外，下意识地抽着鼻子，右腿停止了抖动。

又沉默了一阵子后，明轩忽然抬头问我："我可以走了吗？"

"我当然不能勉强你留在这里，但我们这样什么都没有谈，怎么能帮助你更好地认识并应付当前的这场危机？"我回答说，心里很高兴明轩总算开了金口。

"我不需要任何人的帮助。"明轩干脆地回答，并做出起身要走的样子。

见此，我缓缓地说："明轩，我不把自己看作神仙，可以解决平常人的所有问题。但老实说，你现在正面临着人生中一个重大挫折，你需要有一个可以很好理解你的人来伴你走过这段痛苦的历程。"

顿了一下，我又说："系主任也给我打来电话，他要我将我们会面的结果告诉他，你说我该怎样答复他？"

明轩听了这话，重重地靠进沙发里，双手抱着头，盯着地毯，半天才吭出一句："我恨我自己，我实在是太愚蠢了。"

说着，他的右腿又开始抖动起来。

我靠近他，用手拍了拍他的肩头，轻声说："人都是在错误中成长，在挫折中变得聪明的。上大学时，我有一个好友在一次考试中，有一道题自己拿不准，就瞟了一眼邻座同学的试卷。结果那次考试虽然他的成绩很好，可那位同学却到处向人讲，我的好友是看了他的试卷才考得那么好。我的好友当时感到很羞辱……"

明轩突然抬起头，打断我的话说："他那次经历算得上什么？不过是被同学议论几句罢了。你知道我现在面临的压力是什么吗？是被哈佛开除的压力啊，唉！"

说罢，他连连摇着头，愁眉紧锁，露出极为痛苦的神情。

看得出明轩是在忍受悔恨的煎熬。

过了一会儿，我又说："明轩，我想我很理解你此刻的难受心情，我希望你能把它们都讲出来，或许我们会想出些什么办法来的。"

听了此话，明轩抬起头来，腿也不再颤抖。他呆望着我，问道："都到这地步了，我们现在还能做什么呢？"

"请你先将事情的经过告诉我，好吗？"我回答说。虽然我已经从系主任那里得知了一切，然而为了客观地了解这一事件的经过，我仍需要听当事人的亲自叙述。

明轩深深地吸了口气，给我讲述了整个事件的经过以及他向任课教师和系主任所做出的保证。在这当中，我问他从此次事件中学到了什么，吸取到了什么教训，以后怎样改进。

"教训多了，"明轩总结说，"第一条就是做人要诚实，要做得堂堂正正的，这就像华盛顿总统说过的一句话：诚实是最好的策略。①第二条就是不可抱任何侥幸心理，这就像林肯总统说过的另一句话：你可能在所有的时候愚弄某些人，也可能在某些时候愚弄所有的人，但你不可能在所有的时候愚弄所有的人。第三条就是不要把别人都当成傻子，那样的人才是真正的傻子。所以，小便宜可以占得了一时，却占不了长久……"

明轩一口气说出了五条教训。

看来他对自己的行为已经做了认真深刻的反思，他的反思也是系统且由衷的。除了继续帮助明轩更深刻地认识问题背后的各种因素，还要帮助他避免遭受最严厉的纪律处分。

作为明轩的咨询者，我被邀参加校方学生纪律委员会关于如何处理明轩的问题的讨论。当然，我并没有告诉明轩这一切，我约他过两个星期后再来见我，因为那时候，学校的处分结果已经下来，我们可一起讨论下一步要做的事情。

* * * * *

过了两天，我参加了学校纪律委员会有关学生违纪的例会。与会者有该委员会的主任、学生管理处的负责人、明轩所在系的系主任以及其他几位教授代表。

在讨论到明轩的个案时，那位系主任首先发言。他简述了事情的经过，并强

---

①这句话的英文为：Honesty is the best policy. 据言，华盛顿六岁时，曾用斧子将父亲亲手种植的一棵树给砍倒了。他父亲发现后震怒，让孩子们排成一列，问他们是谁干的。结果站在队尾的小乔治挺身而出，坦言是他干的。不料竟得到了父亲的原谅。华盛顿从此便将诚实当作为人之本。

调说这么高明的考试作弊手法，他还是第一次见识，所以主张按照校规，将明轩从哈佛大学除名。末了，他还开玩笑说，人们都说中国人很聪明，看来中国人的聪明真是五花八门的。

接着，学生管理处的人发言，他也认为此次骗分的性质是十分严重的，必须严加处理。所以，他也赞同系主任的建议，将明轩从哈佛大学除名。在发言中，他还特别提到，当初爱德华·肯尼迪①在哈佛大学读书时，曾请人替他去参加西班牙文的考试，结果被查了出来，后来两个人均被哈佛大学除名。尽管老肯尼迪曾派人前来求情，却未动摇哈佛大学校方的决定……

最后，他强调说："哈佛就是哈佛，它不会为任何人提供特殊照顾。"

接着几个人的发言也都表示赞同他们两人的意见。

轮到我发言时，我首先指出系主任刚才开玩笑说"中国人的聪明真是五花八门的"这句话是不妥的。因为在哈佛大学考试作弊的人有各国的学生，怎么可以因为一个中国留学生考试作弊就拿所有的中国人来取笑？这样讲话是不公正的。说到这里，我瞟了那个系主任一眼，他面露尴尬之色，连忙解释说他不是那个意思，希望我不要见怪。

顿了一下，我又说："我同意委员会成员所讲的明轩的考试作弊行为严重违反了校规，但鉴于明轩在向我咨询中表现出十分深刻的悔意和认识，我不同意就此将明轩从哈佛大学除名。那样做有些过分严厉，所以我请求委员会能给明轩一个改过自新的机会。"

那位系主任听了我的发言，一改刚才那副谦恭的样子，不客气地说："先生，我想提醒你，哈佛大学每年都会因为各种缘故开除一些学生，单我们系去年就有两个学生被开除，其中一名也是由于考试作弊。她也是一个外国留学生，还是个女孩子，结果照样是哭哭啼啼地从哈佛走了。你不能因为自己是个中国人，就为你的同胞辩护，要求得到特殊照顾，那样做是不公平的。"

---

① 爱德华·肯尼迪（Edward Moore Kennedy，1932—2009），美国已故总统约翰·肯尼迪的弟弟，自20世纪60年代初以来，一直任美国参议员，直到逝世。他当初虽遭哈佛大学处分，但后来还是从哈佛大学毕业了。

　　说完他得意地坐下来，看我能怎样答复他。他的话立即得到了几位与会者的响应。

　　面对他咄咄逼人的攻势，我不紧不慢地回答说："系主任先生，我很理解您想维护哈佛大学校规的用心，我也相信您是一个很公正的人。但我想提醒您，我们在考虑怎样处分一个学生的时候，不仅要考虑他所犯错误的性质，还要考虑他对自己所犯错误的认识及改正的决心。明轩在与我的咨询中，对自己的错误行径做了深刻的检讨，并表示要痛改前非。我以为在这种情况下，我们不应该将他扫地出门。毕竟我们处分学生的根本目的是要使他从错误中吸取教训，振作起来，而不是让他没有机会改正错误，永远生活在其阴影当中。这与他是不是中国人毫无关系。如果是个美国学生来找我咨询，他若能够深刻认识自己所犯错误的性质，我也会照样替他争辩的。"

　　"不，这是不可以的，"那位系主任连忙插嘴说，"哈佛大学的校规不能制造例外，那岂不是对以前受此处分的人不公平吗？"

　　"规定都是人制定的，"我回敬道，"我们现在是生活在20世纪90年代，学校管理的趋势是人性化、个体化。我们要对学生的本性表现出更多的尊重与信任，而不是更多的蔑视与不信任，不然，还要我们这些心理咨询人员做什么？"

　　"不行，当初老肯尼迪来替儿子求情时，普西校长①为了维护哈佛的尊严不惜得罪他，现在怎么能因为你几句花言巧语就改变这条校规呢？"那个系主任仍心有不甘地争辩道。

　　"时代变了，我们总不能抱着老皇历不变吧？"我接着说，"说实话，如果爱德华的事情发生在今天，如果他有十分深刻的省悟，我也一定会力请哈佛大学收回成命的，因为我们处分学生不是目的，而是手段；使学生接受教训并更好地成长，才是目的。况且，明轩并没有在考试中作弊，而只是在后来骗分。"

　　"明轩是没有在考试中作弊，但他后来的举动构成了作弊行为，这与在考试中作弊性质是一样的，所以应该受到必要的处罚。"那系主任又说。

---

①普西（Nathan M. Pusey，1907—2001），1953—1971年任哈佛大学第二十四任校长。

"我完全赞成明轩应为他的欺骗行为而受到哈佛大学的必要处分，但我不认为将他从哈佛除名就是最好的处分方式，这无利于明轩的个人成长。"

"不行，哈佛大学由来已久的规定不能就这样被破除了。"

"天下就没有一成不变的规定。"

面对我们之间的激辩，学校纪律委员会主任决定暂停明轩个案的讨论，并要求我与系主任将各自的观点以书面形式呈交给他，由他再与负责学生事务的副校长磋商，做出最后的决定。我当天下午就将我的书面报告写好，交给了他的秘书。

一个星期后，我接到了学生纪律委员会主任的回信。他说校方在约见了明轩之后，决定让他休学一年，不做开除处分。末了，信中还肯定了我勇于坚持自己见解的做法。

读完那封信，我长长地舒了口气。

* * * * *

又过了一个星期，明轩来见我。

此时他已经接到学校纪律委员会的处分通知，他万分庆幸自己没有被哈佛大学除名，并表示将会在这一年中回国生活一段时间，多走些地方，多体验些生活。

我问他为什么要这般打算，他说他此前基本上是一帆风顺过来的，没有经历过什么大风大浪。这次考试作弊被处分，使他一直在反省自己做人的准则。他感到自己学习虽然很出色，但做人还不够成熟，而且太缺乏生活阅历了。他要回国去好好游历一番，以多增长见识，多开阔眼界，成为一个思想深刻、有良好价值观的人……

听明轩兴奋地谈论自己的计划，我好像感到他是在主动要求休学一年似的。我感到他在思考、在成长。我相信这次事件会使他因祸得福，成为一个意志更加坚强的人。

为此，我专门送了他两句话，一句是一位中国古人讲的话："智者善因祸而为福。"另一句是海明威讲过的话："一个人可以被击倒，但不可以被击垮。①"

明轩认真地将这两句话抄在记事本上，说回来之后一定再来找我，汇报他这一年的收获和体会。

末了，明轩对我说："你是个很善解人意的人。在我们的谈话中，你从来没有因为这件事教训我，也没有劝谕我一句话。你总是不断地向我提问，并知道我什么时候想说话，什么时候不想说话，你真能理解我的心。我来找你，真是找对了。"

"我也很感谢你这般肯定我。"我回答说。

临出门时，他使劲地握着我的手说："我会永远记着你的，因为你在我最困难的时候，拉了我一把。"

"我也不会忘记你的，"我答道，"我坚信你将来一定会很有出息的。"

我将他一直送出大门，目送他拐入哈佛庭院。望着他远去的背影，我心里想，我从此次咨询过程中得到的收获不比明轩少。

个案分析

1. 我的心理咨询怎样使明轩转变了态度——擦除标签的沟通艺术

从这次事件中，我也深刻认识到，犯错的学生是多么需要有人关心他们、理解他们，并在此基础上启发他们。此时此刻，我们做一回雪中送炭的事情会令他们终生难忘。当然，我理解他们的心思并不是要去支持他们的错误行径，而是要帮助他们从挫折中振奋起来，做个意志顽强的人。

在此当中，我要坚信每个人都具有自我向善的能力，关键是怎样给他们一个

---

①出自海明威小说《老人与海》（*The Old Man and The Sea*），其英文为：A man can be defeated, but cannot be destroyed. 海明威（Ernest Miller Hemingway，1899—1961），美国著名小说家，曾获1954年诺贝尔文学奖。

深刻认识错误与改过自新的机会。

通过此次咨询经历，我还深刻感到，作为一个心理咨询人员，我不需要教训学生认识自己所犯错误的性质，这样的效果可能会是很消极被动的。相反，我启发学生自己去谈对这一切的认识，这样才有可能更好地调动学生的积极性。

明轩之所以能有积极的转变，在很大程度上就是因为我尊重了他，信任了他，在他最感自卑的时候给了他精神上的安慰。由此，明轩不但说出了我想让他说出的话，还感谢我能够真正理解他。

我的这种积极的人生观和后现代平等互动的交流模式是使明轩转变态度的关键。

2. 我的心理咨询怎样促进了明轩的思想升华——接纳提升自我效能

我与明轩只见了两次面，由于他对自己的错误有着比较深刻的认识，所以我几乎没有为他做什么具体的咨询。我所起的作用主要是在帮助他升华对错误的认识上。

在这当中，我没有教训他、劝诫他，而是竭力鼓励他自己去分析、总结自己所犯错误的性质及教训。我并没有因为他骗分就认定他是一个不可信的人。相反，我尽量让他感到，我相信他会从此次经历中变得更加成熟。

换言之，我虽然不能接受（认同）明轩所犯的错误，但我能接纳明轩本人。这是人本主义心理学的基本原则之一。

通过这些探讨，明轩认真吸取了此次骗分被惩的教训，决计回国生活一段时间，好好体验一下人生中的起落与得失，相信他一定会有很多收获的。更重要的是，明轩懂得了诚实的可贵，侥幸的害人，相信他今后会堂堂正正地做人。

由此，明轩没有被生活的挫折所击倒，一蹶不振，而是迈着坚定的步伐，继续走他的人生之路。

这便是我的心理咨询给明轩带来的思想升华。

咨询话外音

开展心理咨询对现代学校管理有什么促进作用

诚实是最好的策略，这是明轩通过此次骗分被罚而深刻领悟的道理。

明轩能由国内来哈佛大学读书，何其不易，却因为考试骗分而几乎断送了自己的前程，这个教训可谓惨重至极！

明轩此前一直平稳度过，没有经过什么大风大浪的摔打，现在经受这样一场严厉的打击，不得不彻底地反省自我，思索人生。从这层意义上讲，这次人生的挫折肯定会对明轩的成长产生十分深远的影响。

与其他来询者相比，明轩对自我的认识是最透彻的。所以，他不需要我去启发或提示他什么。我此时要做的，不仅是帮助他辩证地看待此次经历的教训，振作起精神，还要为他力争一个改过自新的机会。

我不认为我在此事的处理上有什么特殊的能耐，我只是适时地强调了学校管理人性化的重要性。所以，校方最后的决定实是明轩的幸运，因为像他犯的这种事，在以前是肯定会被扫地出门的。

我之所以能促使校方最后给了他这样的一个机会，完全是因为我所提出的后现代教育理念与现代学校管理日趋人性化、个体化的发展潮流相吻合。而心理咨询正是其发展最直接的体现，因为心理咨询的主旨，就是尊重人的个性和发展潜能。

这正是开展心理咨询给现代学校管理带来的促进作用。

后现代模式在咨询交流中的应用

后现代主义是20世纪末一种遍及哲学、美学、文学、艺术、心理学、宗教等领域，在全球具有影响力的哲学文化思潮。它强调对人类、对自然建立一个开放的、多元的方法论和评价体系，以克服单一理念，摆脱僵化形式理性。

在后现代咨询交流中，咨询师需要放弃无所不知的权威姿态，不对问题做预先的假定、回答，怀着好奇，尽可能多地倾听，鼓励来询者共同解构有问题的、丧失生命活力的种种经历，积极互动，共同构建新的人生故事。在与明轩的几次沟通交流中，我运用问题外化技术，始终把考试骗分的问题和明轩本人分离开来，不去对明轩这个人的品性做片面的评价。

当我以这样的态度和交流模式倾听明轩内心的声音以及他诸多的感受时，明轩检讨行为、反思过去的内在动机反而得以自发地唤起。而这一动机的苏醒，其实是认知改变、情绪调整以及行为修正的真正基石。

心理咨询
小知识

"心理学"一词
最早是什么时候出现的

　　心理学最早的历史可以追溯到古希腊时代，但"心理学"作为一个专门的术语却是在1520年才出现的。在这一年，一个名叫马如利克（Marulic）的塞尔维亚人首次用psychologia这个词发表了一篇讲述大众心理的文章。这是"心理学"一词的首次亮相。七十年之后，一个名叫哥克（Rudokf Goeckel）的德国人又以此词出版了一本名为《人性的提高，这就是心理学》的书。这便是人类历史上最早记载的、以"心理学"这一术语出版的书。

　　之后，人们就不断以"心理学"这个名词出版各类书籍，直至使心理学书籍成为世人最爱读的书类之一。

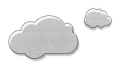

个 案 篇

第6章 我恨我的冷漠

———————

心理咨询是对自我行为和心灵的探索过程。人的某些行为或习惯动作背后可能会埋藏着某种深刻的无意识动机①。弗洛伊德主张，精神分析的目标就是"挖掘有意识行为背后的无意识动机"。在下面的个案中，我采用"精神分析"的方法，帮助了一个因室友自杀而万分内疚的学生摆脱了自责对她的精神折磨，并发现了一段故事中的故事。

——题记

———————

①无意识动机的英文为：unconscious motivation.

1991年秋，哈佛大学的一个外国女留学生，因为不堪忍受学习压力而自杀。

这个事件曾在哈佛校园内引起了不小的震动，我与两位心理咨询中心的同事被邀前往为死者的同学做团体咨询①，帮助他们宣泄对此事的惊恐情绪，扫除心理上的阴影。会场上，有个女孩子哭得很伤心，被人搀扶出去。当时我也跟了出去，做了一些劝慰并告诉她，如仍感难受，可到心理咨询中心来找我。

两天后，那个女生果然来见我。

她首先感谢我那天对她的关心，并提出要与我定期会面一段时间，帮助她疏通对此次事件的情绪反应。我也感谢她对我的信任，并约好每周会面一次。

她的名字叫佳莎，十年前从罗马尼亚移民来美国。

请扫除埋藏在你心底的"垃圾"

原来佳莎与死者是室友，两人都在读研究生，而且非常要好。

自春天以来，佳莎的室友忽然变得十分懒惰，无故旷了许多课，也不收拾自己的屋子，还经常一个人呆坐在电视机前，没完没了地看电视、吃零食。有一天，佳莎从学校回来，看见室友正在百无聊赖地看着电视，满地的零食也不收拾，感到十分生气，就使劲儿地数落了她一通。结果两个人好几天没讲话。

出事前几天，那个室友两次在深更半夜找佳莎聊天，都被佳莎挡了回去。一次是由于佳莎正在赶写第二天要交的作业，不想有人打搅她。另一次是佳莎刚刚睡下，头脑昏昏的，不过佳莎答应室友第二天晚上会跟她聊。不料，第二天中午佳莎回宿舍换衣服时，竟发现她的室友已经吃安眠药自杀了。

死前，那位室友给佳莎留了一张纸条，祝愿她前程远大，事业成功。末了，还提醒她要学会多关心人，这比学习好更重要。佳莎为自己一再忽略室友的求救信号而感到惭愧万分，追悔不已，连日来都无法安然入睡。

佳莎说，她每每回到宿舍，都仿佛又听到了那室友的声音；而晚上一闭上眼

---

①作为学校心理咨询机构的人员，我们经常被邀为学生举办这类的集体咨询和心理讲座活动。

睛，她又仿佛看到那室友流着眼泪向她走来……

佳莎感到自己的精神在崩溃。

她在最初讲述这一切时，忍不住落了好几次泪。她感到自己是个罪人，她认为是自己的冷漠促成了室友的自杀，她不能原谅自己那两天的粗心与无情，她不知道这样在哈佛待下去还有什么意义。

"我不知道这样活着有什么意义，还不如死了清静。"佳莎喃喃地说。

面对佳莎的精神痛苦，我首先向她表示了最大的同感和理解。我建议她先搬到外边哪个朋友家住一段时间，以缓解一下当前的紧张情绪，避免痛苦的回忆。此外，我还建议她这些日子多与朋友在一起，多参加些课外活动，多做自己感兴趣的事情，以转移注意力。她听从了我的建议，暂时搬到了一位好友家去住，也时常与大家在一起。

但佳莎说，就算做了这些，她还是忘不了死去的室友，还是感到良心备受谴责。

对此，我深感困惑。

我与督导商讨了佳莎极度自责和内疚的表现，我们一致认为，这是因为佳莎把自己的冷漠当作导致室友自杀的直接原因。她在经受着一场巨大的精神折磨，已不能客观地分析当前这场悲剧的前因后果。对此，我要想尽办法帮助她从内疚的精神折磨中挣脱出来，改变认识问题的方法。

于是，我对督导说："我想我应该在谈话中多了解佳莎以往的生活经历，因为佳莎的情绪反应确实有些反常，这当中可能会有什么特殊的原因。你以为呢？"

督导赞许地说："成，成，就这么做。"

* * * * *

依照我与督导商定的咨询方案，我同佳莎深入探讨了她室友自杀的主观、客观原因。

佳莎告诉我，她室友自杀的直接原因是不堪学习的压力。

在她们同住的一年多时间里，佳莎曾多次听到她抱怨说不能再承受这里的学习生活压力了，想休学一个学期。但由于她是公派到这里进修的，时间和经费都有限，不能做那样的安排，这使她感到十分沮丧。

在自杀前的一个星期，她又因屡次旷课、未交作业而受到院方的询问，要求她尽快跟上学习进度，否则将难以继续在哈佛大学的学业。而与此同时，派她出国的单位又再次来信催促她学业一结束就立即回国……

情急之下，她竟走上了轻生的道路。

我问佳莎："如果那两天晚上你帮助了她，会有什么样的结果？"

"她也许不会去死，那是她临死前的呼救啊。"佳莎低着头答道，嘴唇在微微颤抖。

"我很理解你的心情，"我回答说，"然而你觉得怎么做才能使她彻底摆脱死的诱惑？"

"那当然是克服学习上的困难，适应在哈佛的学习生活。"佳莎木然地说，头仍半低着。

"那你认为你在这一过程中能起多大的作用呢？"我又问。

"我知道你想帮我摆脱对室友之死的内疚。"佳莎慢慢抬起头来对我说，"我知道即使我那两天与她谈了话，也未必能对她的学习有多大帮助。因为她的学习问题已经很严重了。但我跟她谈话，至少可以帮助她把自己从死亡线上拉回来。你知道吗，她今年才二十五岁啊！"

说到这里，佳莎的眼眶里噙满了泪水。她取出了几张纸巾，抹了把眼角，闭上了双眼。

我让她沉静了片刻，开口说："是啊，佳莎，如果那两天晚上你接待了她，很可能会产生一些积极的作用，这的确是很可惜的事情。但更可惜的是，她在面临人生的重大危机时，没有像你这样来找我们或其他专业人士求助。要是她来找我们的话，我想我们总会想出办法帮助她渡过这一难关的，你说是吧？"

"是啊，是啊，"佳莎使劲地点着头，"唉，要是她早点儿来寻求心理咨询师的帮助就好了，我怎么没有早点儿想起来把她推荐给你们呢？"佳莎叹气说道。

接着，我向佳莎解释了如果她的室友来到我们这里求询，我们会怎样帮助她。但在谈话中，我发现佳莎还是总将室友的死与自己的冷漠、粗心扯到一起。

例如，当说起她的室友所面临的学习压力时，佳莎就会自责以前没有很好地帮助她。而当说起她的室友在波士顿没有什么朋友时，佳莎又会自责当初没有带她去多认识几个朋友。

这些表现都使我产生了进一步的怀疑，室友的死是否勾起了佳莎对以往生活中某些不快经历的回忆，出现了强烈的移情反应。不然事过了这么多天，她为什么还在不断地谴责自己呢？

于是，我问佳莎："我发现你对室友的死感到无比内疚自责，我很钦佩你这种勇于自我批评的精神。但我也怀疑，这次事件是否勾起了你自己以往生活中的某些不快的经历？"

听了我的提问，佳莎又低下了头，陷入了长时间的沉默。

她的眉头一动一动的，嘴角一抽一抽的，最后断断续续地说："我……我有一个表姐……在五年前也是吃安眠药自杀的……在出事前的好几天里，她都不跟周围的人讲话，也不跟我讲话……后来，我们是在她留下的遗书里了解到她的死因的。唉，我要是能想到在那几天多找她说说话、多陪陪她，也许她就不会出事了。我怎么会这么傻啊！"

说完，佳莎又掩面哭泣起来。

* * * * *

这下子，我全明白了。

佳莎对室友之死的过分自责，实际上是在继续悼念表姐的死。由于两者之死的形式雷同，佳莎几乎是在重新体验当初表姐之死所留下的心灵创痛。这正是佳莎一再责备自己未能及时拯救室友逃离死亡的根源所在。难怪佳莎会这样揪住自己不放。实际上，她也是在懊悔当初未能及时察觉表姐的自杀举动。

认清了这一切，我心里感觉轻松了许多。因为在此之前，无论我怎样启发佳莎不要因室友之死而过分地内疚自责，都不能使她改变想法。这回佳莎终于说了实话，使我看清了她问题的根源所在，再帮助她也就有方向了。

于是，我决定将两个人的死连在一起谈，以使佳莎意识到，她现在这样对室友之死深感内疚，实际上是在进一步宣泄当初对表姐之死的自责心情。

我向佳莎解析道："你现在对室友之死这样难过，在一定程度上，是由于你在潜意识中认定表姐之死与你未能及时加以察觉与拯救有关，所以你始终摆脱不了自责的困扰。而今，你室友的自杀，使你在潜意识中重温了当初表姐之死对你的精神折磨，从而再次陷入自责内疚的深渊当中，不能自拔。这都是因为你室友自杀的过程与你表姐的自杀过程有许多雷同之处，你说是不是这个道理？"

佳莎对我的解析一再点头称是，说："噢，原来是这样的。我以前从来没有这么想过。"

接着，她坦白说："其实从发现室友自杀的那一刻起，我就感觉在重新体验表姐之死的痛苦。我一直想把这件事情告诉你，但又害怕你会嘲笑我这么不吃教训，重蹈覆辙。所以好几次，话到嘴边又咽了回去。现在说出这一切，我感到轻松了许多，因为我再也没有什么事情瞒着你了。"

我点点头说："是呀，你现在全都讲开了，也就解脱了许多。而事实上，无论是室友之死，还是表姐之死，你都是个受伤者。"

"为什么呢？"佳莎问我。

"因为在此之前，你一直把对表姐和室友之死的懊悔之情憋在心里，没有把它们彻底讲出来。这给你带来了巨大的心理负担，使你不能坦然地面对你与她们的关系，并在潜意识中把自己当作导致她们走上轻生道路的罪魁祸首，所以你会感到自责不安。"

佳莎点点头。

"更重要的是，你这块心病不除，就会永远受它折磨。而且你将来一听说有什么熟人自杀，还会陷入自责的深渊，你信不信？"

"嗯，我信。"佳莎说，"其实上次表姐死的时候，我就非常悔恨，但我一直没有机会把这些痛苦讲出来。我曾好几次与我父母谈起此事，可他们总是劝我不要想这么多，也不要再与他人谈论此事了。他们还总是说，表姐是自己要死的，与我无关。所以，过去的事情就让它过去吧。人要向前看，不要向后看。"

"那你怎么看你父母说的话呢？"我问佳莎。

"我承认他们说的话有道理，但我做不到。"

* * * * *

接下去，佳莎给我讲述了她与表姐的特殊关系。

原来，佳莎小的时候，父母趁驻外工作之际，留在了西方，后来又辗转去了美国。这使得佳莎与父母长期分离，一直与表姐同住。表姐大她十五岁，待她既似姐姐，又如母亲，两人关系非同寻常。

表姐的父亲在第二次世界大战期间曾出任纳粹德国傀儡政府中的高官①。罗马尼亚解放后，他即被解放阵线处死。这使表姐当年备受刺激和歧视，心情也一直很压抑。所以她梦想移民到美国来，开始新的生活。十年前，表姐终于如愿以偿，和佳莎一同移民来到了美国。结果，佳莎很快适应了新的生活，而表姐却总是不能适应新的环境，人也开始变了。

"变得怎么样了？"我插嘴问。

"变得脾气急躁了。以前，表姐对我一向很好，也很有耐心。她小的时候，人很漂亮，曾幻想成为一个明星人物，但由于舅父的缘故，没人愿意培养她。所以表姐就把全部的梦想都寄托在我身上了，梦想把我培养成一个像科马内奇②那样的体操明星。但我就是不喜欢体操，表姐也拿我没办法。后来，她又想把我培养成为一个电影明星，经常带我看各种电影，还给我讲她以前看过的电影，评论其中的演员哪里演得好，哪里演得不好。表姐还常说，如果在罗马尼亚拍不成电影，就去美国拍。那里有好多电影制片厂，也有好多的机会……"

说着说着，佳莎痛苦地闭上了眼睛，嘴角一抽一抽的，两行热泪滚滚而下。

沉静了片刻后，我开口说："你对表姐的思念是很深的。"

"是啊，所以我父母让我忘掉表姐是根本不可能的。他们无法理解我与表姐之间的那种深厚感情。表姐死之前那几天，我要是注意到她的异常表现，主动跟她说话，表姐也许就活下来了。而她要是看到我今天能在哈佛大学读书，该有多

---

①罗马尼亚在第二次世界大战期间，曾长期受到纳粹德国的管制，成为轴心国的成员之一，直至后来被苏军解放。
②科马内奇，是罗马尼亚20世纪70年代著名的女子体操运动员，曾在奥运会高低杠项目上创下满分的纪录。

高兴啊！"

"是啊，"我响应说，"你这么思念表姐，却一直没有机会把这份埋藏在心底的思念和悔恨说个透，这是使你这些年来不能平静地面对这段往事的根本原因。"

"噢，你指的是什么？"佳莎问我。

"我是说，以前你父母总是让你不要想那么多，要向前看。言外之意，你应该尽快把这段不快的往事忘掉才对。但它只是一种回避问题的做法，本质上没有解决问题。你看，这就好比你把一堆发霉的食物扫在地毯底下，表面上看来，那堆垃圾是消失了。但事实上，它并没消失，而是藏在地毯下面腐蚀着你的地毯，直至让它的一角烂掉，使你蒙受更大的损失。而现在，你把当初的精神痛苦都讲了出来，就好比把那堆垃圾从地毯下面清扫出去了一样，使它不再来干扰你的情绪，折磨你的心灵。"

佳莎使劲地点点头说："你比喻得真是太贴切了。我想，我之所以对室友之死会有这么强烈的反应，就是因为当初表姐死的时候，我没能把内心的愧疚与委屈都说出来，理顺其中的关系。现在都说出来了，我真的感觉舒服多啦。"

我点点头。

"以前，我总觉得我父母说的话有问题，但我一直说不清问题在哪里。今天我明白了，问题就在于，他们只懂得要我尽快忘掉这段痛苦经历，却不懂得如果我不把一切谈清楚，就永远无法坦然面对这一事件。"佳莎睁大眼睛说。

"嗯哼①。"我点点头。

"所以，我摆脱不了对表姐之死的内疚，在一定程度上也是我父母造成的。因为他们一直在劝我忘记表姐，这等于在阻挠我正常宣泄表姐死后的一肚子愧疚，结果使我对这段往事念念不忘，因为我还没有获得心理平衡哪，你说对不对？"佳莎问我。

"你真的该来学心理学。"我开玩笑说。

---

①嗯哼，是心理咨询大师罗杰斯（Carl Rogers）的一个习惯用语，意在鼓励对方继续讲话。结果这成了许多心理咨询人员的习惯用语，我的督导在谈话中也习惯用它。

"我迟早会的。"佳莎也笑着答道。她长长地吐了口气，接着说："唉，要是人人都懂点心理学就好喽，也不会有那么多烦恼了。"

"你的心结终于解开了，我真替你高兴。你还有什么要说的吗？"我问。

佳莎想了想说："我有一点还是不明白，那就是，我为什么总是觉得我本来可以挽救表姐和室友的？"

我没有直接回答她的提问，而是反问她："你认为你真的有能力这样做吗？"

"这个，我也不肯定，但如果我早点儿观察到她们的情绪变化，或是更敏感些，我至少可以做点儿什么的。"

"做点儿什么？"

"比如说，我可以带她们出去走一走，散散心，那样做至少会让她们感到有人在关心她们啊。"

"那样做又能帮助她们多少呢？"

"那你的意思是？"

"我的意思是，你总是觉得你本来是可以挽救她们的，但你没有想到，她们问题的解决已经远远超出了你的能力范围。她们需要接受专业人员的帮助，甚至去看医生。所以你为自己未能及时挽救她们两个人而懊丧不已，在很大程度上是没有必要的。你说呢？"

佳莎叹了口气，若有所思地说："唉，看来我真该对这事看开些，我要是能挽救得了她们，那当然最好了，可我没能挽救她们，本质上也不怪我，是吗？因为就像你说的那样，她们的问题确实不是我所能解决得了的。不过室友就这么死了，还给我留了张纸条，里面就有埋怨我的意思嘛。所以我承受良心的谴责，也是理所当然的，要不然就更对不起死者了。"

"我明白你的意思。人已故去，你觉得你吸取了什么教训？"

"我想我一定要变得更加细心，善解人意。这份做人的功夫的确比做学问的功夫更重要。"

"还有呢？"

"还有，就是以后要是再遇到这类事情，我知道该怎么做了，也知道该怎么调节自己的心情了。嗯，这么想，我真感觉好多了。人真的要学会在遇着不顺心的事时从不同角度来看待，那样才能把心情摆平，你说呢？"

佳莎眼里闪过一种我以前未曾见过的神色，她紧盯着我的双眼，充满了自信。

我知道，这回佳莎的心情算是真正平静下来了。看着她张开双臂，我长长地吐出一口气，心亦舒展开来。

* * * * *

佳莎终于解脱了自己。

她不再像以前那样感觉灰暗了，也不再对室友之死感到那么内疚自责了。

她望着我屋中那幅大海的油画评论说："我感到自己就像刚从那翻腾滚滚的大海中游到了岸边，虽然浑身上下筋疲力尽，心情却感到无比轻松。"

的确，佳莎室友的死，使她的生活像海潮般翻腾了一番。就在前些天，她的心情还如同那画中波涛汹涌的海面，而现在，她的心情却似那画中风平浪静的岸边。佳莎埋藏在心底多年的结扣被解开了，生活恢复了平静。由此，她明白了许多，也成熟了许多。

佳莎对生活更加充满了信心。

接下来，我们又讨论了一些具体的事情，例如，是否要搬回原宿舍去住，怎样通过参加不同的活动来调整心情，怎样应付当前的学习压力，等等。

通过这些讨论，佳莎决定与房东协商，尽快搬出现在的住处。同时，她还打算在近两个星期内，多参加一些朋友的聚会。为帮助佳莎调整心情，我专门给她的两位任课教师写了信，请他们延迟佳莎交作业的时间，以确保佳莎专心地放松情绪①。此外，我还给我的一些朋友打了电话，请他们协助佳莎寻找新住处。

最后一次见面，佳莎告诉我："我本来很担心你这个大男人不能很好地理解我这个小女子的心思，现在我不再担心了。"

我回答说，"我为你咨询，也一直担心你不能彻底摆脱你的精神烦恼，现在我也不再担心了。"

———————————————

① 在哈佛大学，心理咨询人员可以视情况为来询学生开证明，请求延缓交作业及参加考试等。

佳莎会心地笑了。

在这轻松的笑声中，我结束了为佳莎的咨询。

个案分析

1. 佳莎的"未完成情结"是如何解开的——心房大扫除

心理咨询之难，时常在于它要揭示表象背后的玄机。

在此过程中，心理咨询人员时常需要扮演精神分析学家的角色，像弗洛伊德那样发出一连串发人深省的问题，令人听了顿有所悟，从而解开一个又一个系在心底的结扣。所以，弗洛伊德言，精神分析的目标就是使人找到无意识行为背后的有意识原因，是很有道理的。

在最初为佳莎咨询时，我一直以为她对室友之死的内疚完全是出自一种悼念之情，所以理所当然地会感到伤心。由此，我曾试图用"现实疗法（Reality Therapy）"来帮助她缓解其负疚心理。但无论我怎样启发佳莎不要对室友之死过分自责，她还是跳不出自责内疚的圈子。

　　后来，我改用了"精神分析（Psychoanalysis）"①的方法，开始与佳莎讨论她内疚之情的潜在因素，结果发现这本质上是因为佳莎在补偿（compensate）她对表姐的死的悔恨之情。正是这种悔恨情绪的宣泄不足，构成了她潜意识中的"未完成情结"，使她甘心忍受当前的内疚煎熬。

　　佳莎起先对这种"未完成情结"的潜意识作用并不清楚，直到我帮助她领悟到室友之死与表姐之死的关联后，她才彻底宣泄掉了埋藏在心灵深处的创痛，从而解开了心中的"未完成情结"，最终摆脱了内疚对自我的煎熬。

　　这使我想起了早年在国内看过的一部名为《爱德华大夫》的美国译制片②，其中爱德华大夫的"未完成情结"使他一看到横条状的东西就感觉紧张。这种心

---

①"精神分析"理论由弗洛伊德创立。它内容庞杂，包括潜意识理论、人格理论、性欲理论及精神防御理论等方面。其理论要点综述如下：

第一，人的心理活动分为意识、前意识和潜意识（又称无意识）三个部分。其中意识指人能够知觉的心理活动，前意识指人平时感觉不到却可以经过努力回忆和集中精力而感觉到的心理活动，潜意识指人平时感觉不到却没有被清除而是被压抑了的心理活动。弗洛伊德认为，许多心理障碍的形成，是由于那些被压抑在个人潜意识当中的本能欲望或意念没有得到释放。

第二，人格是由"本我""自我"和"超我"三个部分组成。其中"本我"是个人最原始、最本能的冲动，如食欲、性欲、攻击欲、自我保护欲等，它依照"快乐原则"行事。"自我"是个人在与环境接触中由"本我"衍生而来的，它依照"现实原则"行事，并调节"本我"的冲动，采取社会所允许的方式行事。"超我"是道德化的自我，它依照"理想原则"行事，是人格的最高层次，也是良知与负疚感形成的基础。弗洛伊德认为，"本我""自我""超我"之间的矛盾冲突及协调构成了人格的基础。人欲维持心理健康，就必须协调好三者的关系。

第三，人在维护自我的心理平衡和健康时，常对生活中的烦恼和精神痛苦采取某种自圆其说或自欺欺人等认识方法，以求心灵的自慰。弗洛伊德将这些认识方法称作"心理防卫机制"，通常包括解脱、补偿、合理化、投射、转移、升华及理想化等方式。弗洛伊德认为，这些心理防卫活动多是无意识的，它们对人体的心理健康可起积极作用，也可起消极作用。

第四，为使人们领悟其心理障碍的根源，人们需要接受精神分析的治疗，通过移情关系的建立来重塑人格。在这当中，心理分析师通常使用解析、自由联想、催眠、释梦等技巧来疏解患者"本我"与"超我"的冲突，减轻"自我"的压力，从而更好地面对现实。

②该电影主要讲一个名叫爱德华的大夫，年少时看到自己的弟弟在滑雪时不幸被铁栏杆戳死，深受刺激。此后，他每看到横条状的东西和标志（如斑马纹、食叉、条形图案的睡衣、运动场跑道等），就备感紧张，直到有一天被人道破了其紧张心结的根源（即条状东西和标志与弟弟被条状铁栏杆戳死的潜意识联想），才使爱德华大夫的心灵得到了彻底的解脱，也不再害怕这类东西了。

结是无法靠劝说来加以摆脱的，唯有将其解析①清楚，才能使他最终获得解脱。

同样，在对佳莎的咨询上，我不将她对室友之死过分悲哀的潜在动机搞清楚，也就无法"对症下药"。

更重要的是，我通过一步步的发问和提示，帮助佳莎调整了其认识中的极端和偏差。由此，她终于获得了心灵上的平静，甩掉心理包袱，轻松前行。

这就是我帮助佳莎解开其"未完成情结"的方法。

2. 佳莎的内疚为何会给她带来持久的影响——不能言语的痛

在大多数情绪中，我们通常会关注那些容易辨识的、比较外显的情绪，如愤怒、痛哭、自残等。而较为内隐的情绪，如内疚、自责、羞耻等，却容易被人们忽略。因为这些情绪往往深压于人们的心灵深处，如鬼魅般穿行，难以用言语向他人诉说并获得别人的谅解。

久而久之，其对身心健康的影响是十分巨大的。就如佳莎的个案一样，因为表姐离世的事件，一直蛰伏在她的潜意识当中。当室友发生类似的事件时，会重新激活其大脑伤痛的情绪记忆，从而不能自已。

对于这样"未完成情结"的哀伤处理，除了精神分析的动力解读之外，还可以采用德国完形疗法（格式塔疗法）中的空椅技术②。通过角色的扮演和自我对

----

①解析（interpretation），"精神分析"中的重要技巧，指通过对人行为动机的分析，以增强来询者对自我潜意识中某些特定情感、行为方式的了解。

②为了运用空椅技术，治疗师需要准备应付强烈的情感反应，并且知道如何控制治疗过程的发展，同时将治疗师角色弱化。空椅技术的目的是促使患者对人格中的支离破碎部分或经验的两个极端进行意识的整合。通常是由患者扮演人格中两个对立的角色，让他们在这两个角色之间进行对话。

具体做法是：将两把空椅面对面地放着，一把代表患者人格中的优胜者角色，另一把则代表其人格中的劣败者角色。患者坐在代表优胜者角色的椅子上时，就对着代表失败者的空椅子说话，随后患者转移到代表失败者的椅子上，并对刚才的胜利者所说的话做出回答。在患者自我的互动中，治疗者可以在旁边观察，或在患者交换角色时做必要指导，要求患者重复或夸大其言语和行为。

话，营造安全的情境氛围，联结已故之人和当下自己的心境，让纷乱的思绪进行意识的整合，让不良的情绪得以释放。

咨询话外音

心理咨询为什么要帮助人清除掉心底的"垃圾"

通过这次咨询经历，我认识到，做心理咨询一定要善于提问题，多做联想，为的就是帮助人清除掉埋藏在心底的"垃圾"。因为来询者常常是当局者迷，如果咨询者不能帮助他从不同的角度看问题，也势必会跟他迷到一块儿去。

这就是我最初为佳莎咨询时的体验。

其结果是，我自己也一度陷进了佳莎的"迷魂阵"中，不能帮助她有效地摆脱其精神痛苦。后来，当我意识到佳莎的反应非同寻常时，我才慢慢跳出了她的迷局，发现其问题核心所在，最终帮助佳莎也跳了出来。

此外，帮助佳莎平复情绪，不仅要有不良情绪的宣泄，还要有具体的行动配合，如换住处、推迟交作业时间及帮她总结经验教训等。因为宣泄只能使佳莎改变原有的认识方法，而具体行动才能进一步巩固她的情绪转变。

这也是我从此次咨询中获得的经验。

在这里，我还要特别强调的是，把心底的"垃圾"藏到地毯底下的做法，可能会很有害于来询者的心理健康。对于人的某些精神痛苦，如失恋之苦、丧亲之悲、落选之憾、输赛之恼、败考之愤等，是不能简单地采取"大事化小，小事化了"的策略的。与此相反，将这些精神痛苦彻底地谈出来、说明白，才会真正解除"未完成情结"对来询者的精神折磨，从而使他获得内心的平衡，看开眼前的一切。

在这里，摆平心里的矛盾，看开不顺心的经历，获得这一层次上的认识，便是成熟，更是成长。

这也是我在前面"登天的感觉"一章中谈到的心理咨询要达到的另一个目标，即使人成长。心理咨询的宗旨欲达到的两个目标，成长与解开"心结"，二者承上启下，相辅相成。

不然，一块心病压在心头，天长日久，必然会越积越深、越压越重，最终形成人心灵中一个巨大的"黑洞"，给正常的生活与工作带来干扰。

这即是清除心底的"垃圾"对维护人心理健康的重要性。

人之心理健康可从中医之"通者不痛，痛者不通"的原理中获得什么启发

在现实生活中，为什么有些人会为一时之情感打击而情绪抑郁，甚至精神失常？很大程度上就在于，这些人蒙受情感的打击（如失恋、落榜等）已是痛苦万分，而雪上加霜的是，他们左右的亲人或朋友不知道怎样做才能真正地安慰他们，只知道一味地劝说他们尽量想开一些，忘掉过去，展望未来。

殊不知，这可能是最不入耳的话，而且可能会给受打击者帮倒忙。因为安慰一个人，不一定是要他忘记过去，而是帮助他学会怎样正确地面对过去。如果一个人的心灵创伤没有得到及时的宣泄和纾解，那可能会留下许多后患，精神抑郁就是其表现之一。

总之，人蒙受了某种精神刺激，一口气吐不出来，反而咽回肚子里去，不但会使他对往事耿耿于怀，还会慢慢侵蚀他的身心健康。这一现象正应了中医之"通者不痛，痛者不通"的辨证施治原理[1]。可惜许多人不明白这一点，眼看着悲剧发生，却不知所措。

在本案中，佳莎之所以能平复情绪，本质上就是因为她得到了心灵上的彻底解脱。不然，什么熟人一出事，她就可能会自责一番，你信不信？这本质上就是因为她的心理"痛结"没有被疏通。其实，如果当初佳莎的表姐和室友的"痛结"也能有机会得到疏通的话（无论是对新环境的适应不良，还是不堪学习的压力），相信她们都会活下来的。

所以，我们有必要经常想一想：通者不痛，痛者不通。

---

[1] "通者不痛，痛者不通"是中医的原理，其主张人的某些疾病是由人体经络不通所致的，而疏通疾病区域的经络即会治愈人体之病。

心理咨询
小知识

弗洛伊德是怎样创立
精神分析学说的

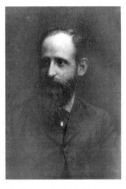

约瑟夫·布洛伊尔（Josef Breuer, 1842—1925），奥地利医生，生于维也纳，逝于维也纳。1863年，毕业于维也纳大学；1868年，任维也纳大学荣誉讲师；1871年，当私人医生；1894年，当上了维也纳科学院的通讯院士。

弗洛伊德创立精神分析学说可说是历史的偶然。

弗洛伊德年轻时在维也纳大学医学院读书，曾一度对脑神经科产生了浓厚的兴趣。他当年的梦想是成为一个脑神经学家，专搞科学研究。可惜他要分担家里的经济负担，再加上他身为犹太人，很难打入知识界的上层社会，所以他不得不放弃这一梦想。

由此，他完成了在维也纳大学医学院的学业，成为一名执业医生。后来，他与奥地利医生约瑟夫·布洛伊尔合作，研究催眠暗示对歇斯底里症患者康复的作用，才逐渐创立了他的精神分析学说。在其正式命名之前，弗洛伊德曾将这种特殊的疗法称作"谈话疗法（talking cure）"。

人们皆知道弗洛伊德是精神分析学说的开山鼻祖，但人们可能不知道的是，弗洛伊德在投入"谈话疗法"的研究之前，曾发表了十余篇有关脑神经的学术论文；而且弗洛伊德一生除了做精神分析之外，还要靠行医和写文章来贴补家用。

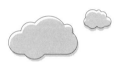

个 案 篇

第7章 我是同性恋吗

————————

心理咨询能帮助人不断地认识自我，完善自我。而对于来询者的自我思考和探索，心理咨询人员应该采取什么立场？做出什么努力？这是每个心理咨询人员不断面临的挑战。在下面介绍的个案中，我试图为一个同性恋者就他所谓的"性取向①"问题提供咨询。在此过程中，我不仅深入了解了一个陌生的世界，也战胜了我对无知的畏惧。

——题记

————————

① 在美国社会中，"性取向（Sexual Orientation）"泛指一个人对自我性别的重新认识。

汤姆是哈佛大学一年级的学生。

他长得高大魁梧、满脸胡须，一副西部片中牛仔的样子。他来找我咨询他的"性取向"问题，也就是说，他这一辈子是做一个同性恋好，还是做一个异性恋好。

"你有过同性恋的经历吗？"汤姆上来就问我。

"没有，"我回答说，"不过让我试着为你咨询咨询，如果感觉不好，你可以随时提出来换人。"

就这样，我开始了为汤姆的咨询。

没想到，此次咨询是我在哈佛大学做心理咨询以来，遇到的难度最大也是收获最多的一个个案。

世界上最大的畏惧正是畏惧本身

汤姆告诉我，他不是天生的同性恋，也就是说，他对男性本没有生理上的兴趣与需求。但两年前，他开始介入同性恋，本来只想做个秘密的同性恋者。但近来他的"女友"麦克，突然提出要公开他们的关系①，否则将与他断绝来往。

汤姆对此深感为难，他虽然有了这样一个固定的"女友"，却仍与女孩子们交往，现在要他公开同性恋关系，势必会使他失去那些女孩子。所以，汤姆感到十分犹豫，说他从来没有感到自己就一定要成为一个同性恋②。

汤姆生长在一个军人家庭，是个独生子。

他的父母眼下正驻扎在欧洲某地。从小到大，父亲一直希望汤姆能像自己那样上西点军校③，将来成为一名职业军人。为安排汤姆上西点，父亲早就请家乡

---

① 在美国，许多同性恋者相互交往，都不公开他们的"恋情"，如果两个同性恋者公开他们的关系，则一般表明他们的关系算是成了。

② 在美国，许多人介入同性恋，并非意味着最终一定就要成为一个同性恋者。

③ 西点军校（West Point Military Academy），位于纽约州，是美国最著名的军事院校。

的两位联邦议员给汤姆写好了推荐信①。但汤姆不喜欢军旅生活，更不喜欢他父亲的家教方式，所以坚决反对。

由于他的坚持，也加上母亲的暗中支持，汤姆最终没有服从父亲的意志。汤姆强调说，在他记忆中，他很少能抗拒父命，这回是一次少见的例外。

我闻到了他们父子间的火药味。

汤姆生长在军人家庭，去过美国及世界上的许多地方。这一方面使他阅历丰富，见过不少世面；另一方面也使他缺乏知心朋友，通常是刚结交了几个好朋友，就又要随父母开拔去其他地方。每次收拾行装时，他父母都很兴奋，可小汤姆却大多是一脸忧伤。因为这意味着他又要去适应新的环境，结交新的朋友。他不喜欢这种漂泊不定的生活。

上中学以后，他主要留在美国，不再随父母远驻他乡。由于他丰富的社会阅历及特殊的家庭背景，汤姆在校内颇受女孩子们青睐，也交过不少女友。但令汤姆奇怪的是，竟也有一些男孩子对他感兴趣。

一天，一个男同学忽然劝告他，不要一天到晚跟女孩子泡在一起，男人们在一起也是很有味的。他还不断约汤姆体验一下男人们在一起的乐趣。出于好奇，汤姆真的跟那个男孩约会了几次，并有了身体上的接触。汤姆说不出有什么异样的感觉，但那个男孩告诉汤姆，当今的年轻人应该同性恋、异性恋都尝试才好，这样才能确定一个人的"性取向"。

就这样，汤姆开始了他的同性恋活动。他始终说不清自己的"性取向"到底属于哪一边，他只知道同性恋与异性恋的体验都不错。

上了哈佛大学之后，汤姆又结交了几个新的同性恋朋友，但都未能持久下去。直到认识了现在的"女友"麦克，才获得了一定的满足。这主要是因为麦克对他十分顺从，对他言听计从。但近来麦克发现他居然还与女孩子有染，甚为不满，提出来要与他分手，除非他愿意公开他们的关系。

这使汤姆陷入了空前的苦恼当中，他下不了决心，不愿意舍弃麦克。令汤姆

---

①美国西点军校规定，新生入学，除需要满足学校的各项要求外，还必须有本州两位联邦议员的推荐。

更加紧张的是，麦克近来似乎在与另一个同性恋者交往，所以汤姆要尽快做出一个抉择。

　　面对汤姆"性取向"的抉择，我也感到很困惑。因为在我的生活经历中，男女有别是天经地义的事情。我从来没有想过什么"性取向"的问题，我也不明白为什么当今美国的一些青少年，会把对同性恋的尝试当作自我确认①的一项任务来完成。难道一个人的"性取向"还是他成长道路中的一个谜吗？我感到无法理解汤姆讲的许多事情。

　　带着这些疑虑，我去请教督导，并提出换人为汤姆咨询是否更为合适。不想督导却对我说："你对自己都没有信心，还怎么能给别人做咨询呢？"

　　"这不是一个信心的问题，而是一个能力的问题。"我反驳道，"因为我确实对同性恋一无所知，缺乏与来询者产生思想共鸣的基础，怎么能够很好地理解同性恋者的内心世界呢？"

　　"你以为每一个给同性恋者做心理咨询的人都必须有同性恋的经历吗？"他反问我。

　　"那当然不必了，但我是担心，我会对同性恋者有什么自觉不自觉的反移情意识②。"我回答说。

　　"那你为什么不可以体验一下同性恋者的内心世界呢？你不觉得这次咨询对你来说正是一次很好的锻炼机会吗？看一看你究竟有没有能力去为那些你不了解的人做咨询。"

　　督导眨了眨左眼，笑着说："怎么样？"

　　我无奈地点点头，心想这回可真要"赶鸭子上架"了。

　　督导进一步建议我主动接触一些同性恋人士，了解他们的内心感受和情绪体验，并把它当作此次心理咨询的一项特殊作业来完成。

---

①自我确认（self-identity formation），依照青少年心理学理论，一个人随着其青春期的到来，会对自我产生日益浓厚的兴趣。他需要对自我的各个方面建立起一个统一的认识。心理学将这一认识过程称为自我确认。
②这里的"反移情意识"指的是，我可能会依照我个人的生活经验和价值观来理解同性恋者的心态。

我说："那就让我去试一试吧，但是——"

不料督导打断我的话说："别说但是了，你会成功的。"

* * * * *

遵照督导的建议，我在给汤姆咨询的同时，也接触了哈佛大学同性恋协会的人士，提出想去参加他们的一次聚会。说来都是同学，他们很痛快地答应了我，请我去参加他们下一周的聚会。这是我第一次参加这样的活动，心里既好奇又紧张。

那天的聚会共有二十多人参加，有男有女，大多是哈佛大学的学生，有几个还是我认识的同学。他们当中有些人佩戴着一个蓝色或粉色的三角塑料徽章[①]。男同性恋者还大多在左耳上戴一个耳环。有了这些标志，大家一眼就能看出对方的身份，而对于我这个什么都不戴的人，大家开始时多少有些警惕。

当他们得知了我的真实来意后，都争先恐后地向我讲述他们是怎样走上同性恋道路的，那种感觉就好像入道已久的基督徒给新入道的基督徒讲述自己的见证[②]经历那般迫切、虔诚。其中有个女孩子还激动地给我讲述了她当初是怎样在异性恋当中得不到满足，后来又怎样在同性恋中得到了满足，好像她完全就换了一个人似的……

说着说着，她的眼泪都快流下来了。出于职业的习惯，我连忙找了一张纸巾递给她。

她擦了擦眼睛对我说："当你抱着世俗的眼光去看待我们同性恋者时，你永远不会理解我们的乐趣。同性恋真的不是什么见不得人的事情，它完全是个人的生活选择，就相当于你完全有权利选择你的舞伴或生意伙伴一样。"

"那你怎样看待家庭和繁衍子女后代呢？"我十分谨慎地问。

---

①这是同性恋组织的标志，意指在人类的情爱上，除了男女两极之外，还有男男或女女相恋的第三极。

②见证（witnessing），指一个人信主后得救的经历。

"那也完全是我个人的选择。如果我与我的同性恋伙伴一致认为我们想要有一个孩子，做一回父母，我们完全可以去领养一个孩子。"她回答说。

"如果有朝一日你们两个人决定分手，那你们会怎样对待这个孩子？"我又问。

"那我们也会事先商量好彼此的责任后再分手。必要的话，我们还会签署一份法律文件，以确保彼此对孩子的义务。这就跟一般的家庭办理离婚手续是一样的呀。同性恋是我们的选择，除此之外，我们与常人没有什么不同。"她干脆地回答说。

"那你成了同性恋，你的家人又怎么看你呢？"我接着问。

"这是我的选择，他们怎么看没有关系。当然，我还是希望他们能理解我、支持我。其实，我的家人起初还想管我，但现在他们也管不上我了。他们自己的事情还管不过来呢，省省心吧……"

说到这里，我们都笑了。

参加这次活动，我感到了极大的震动。

虽然就我个人来说，我仍然不能接受同性恋的生活方式，但对于同性恋者的内心世界，我愿意做更深的了解。我试着将同性恋看作一种人生的选择，而不是一种人性的变态。当我从这一角度看问题时，我就可以感受到同性恋对某些人的巨大吸引力。特别是在美国这样一个崇尚自我和标新立异的社会里，再没比搞同性恋更能表现一个人的个性与反叛精神的了。

同时，我还开始明白，每个参与同性恋活动的人最终并不一定都会成为同性恋者，也不是每个同性恋者的形成都必然要受到某种生理或遗传因素的影响。事实上，许多人参与同性恋活动，可能正是为了寻求某种自我意识的觉醒，其真实目的并非一定要成为一个同性恋者。

这就是为什么"性取向"的选择会成为美国年轻人的时髦追求。他们什么都想试一试，一如20世纪六七十年代的年轻人那样，不抽一回大麻，就枉为青少年一场。所以，同性恋可能仅是人们自我尝试的手段，而并非其目的。

这些认识是我此次"作业"的可贵收获。

真是没有调查，就没有发言权哪。

* * * * *

有了这样一份了解，我再与汤姆探讨其"性取向"时，就不再拘泥于同性恋与异性恋之感觉的比较，而是围绕着同性恋的象征意义及汤姆是在什么情形下接触到同性恋的问题，展开积极的讨论，结果挖掘出大量的重要信息。

原来，汤姆开始接触同性恋正是在他独立生活后不久。那时，他首次感到拥有了自己，而不再受父亲的奴役。他为自己不再跟随父母漂游四方，过着孤独而不安定的日子而感到欢欣不已。

虽然他父亲的职位在步步高升，并日益受到时任美国参谋长联席会议主席鲍威尔将军的器重，但汤姆认为他们的父子关系是彻底失败的。他们之间绝少有心灵的沟通，有的只是意见的冲突。就连汤姆平时与父亲讲话，张口闭口也都是"是的，长官"。

一次，汤姆在说到他们的父子冲突时，忽然问我："你知道'怨'这个字是什么意思吗？"

我没有出声，双眼望着他，等待他答复我。

"是恨与爱的交织。"他自言道。

"嗯哼。"我点一点头，示意他讲下去。

顿了一下，汤姆接着说："我爱我爸爸，因为他生育了我，并在我身上倾注了许多的期望；我恨我爸爸，因为他对我从来就像个长官，而不像个父亲，他只知道命令我做这做那，却从不问我自己有什么想法。我多么渴望他能以一个朋友的口吻跟我讲话。可在我的记忆中，他从来没有这样做过。所以，我总想对他大声说一个'不'字，或与他大吵一架，可每每看到他那副严厉的样子，我又什么都做不出来，我恨自己，也恨他！"

说到这里，汤姆用一只手托住头，沉默起来。

等了几秒钟，我开口说："你很遗憾你爸爸不能尊重你。"

"是啊，"汤姆抬起头说，"当着他的面，我像他的卫兵那样顺从他；但背着他，我也像他们一样诅咒他。他肩章上的星星每多一颗，他说话中训斥人的成分也增添一分。"

说完，汤姆把头埋进双手中。

我凑过身去，用手轻拍了下他的肩头。

沉静了一会儿，我轻声问汤姆："你觉得你现在参与同性恋的活动是否与此有关？"

汤姆抬起头来，疑惑地望着我说："我说不清楚，但我知道父亲是坚决反对在军中搞同性恋的。上次国会就此问题举行听证会时，父亲还代表他所属的驻军发了言，再次表明了他的坚定立场。"

"这么说，你是在做你父亲坚决反对的事情，你不觉得这事情很蹊跷吗？"我接着问。

汤姆摇摇头："我不明白你是什么意思。"

"你爸爸知道你在搞同性恋吗？"我问汤姆。

"当然不知道了。"汤姆答道。

"那要是你爸爸知道了这件事会有什么反应？"我再问汤姆。

"他肯定会大发雷霆的。那又有什么关系呢，反正我已不在他身边，他再也管不了我的事了。"汤姆耸耸肩。

"汤姆，你为什么要做这件令你爸爸坚决反对的事情呢？"我启发他。

"我就是不要他管我的事！他管我这么多年，我受够了。"汤姆愤愤地说。

"问题就在此了，汤姆，你不觉得你从事同性恋活动正是为了发泄你对父亲的怨恨吗？"我解析说。

听毕，汤姆用手拍了下脑门，大声嚷道："对了，对了。其实我对同性恋并没有什么特别的感官上的满足，我只觉得这么做有一种说不出的刺激感与解脱感，就好像小孩子偷了什么东西跑出来却没有被人发现一样。"

"所以你感觉自己在向父亲出气，却又没有被他发现，那样很兴奋、解气，对不对？"我接着解析说。

"对，对。"汤姆连声说。

"这就是说，你在潜意识中用参与同性恋活动来反抗你父亲的权威，而事实上，你对同性恋本身并非有真正的兴趣。所以，你真正的满足来自你做了一件令你父亲抓不住的事情。它使你出了压在心头多年的气，你说是不是这么回事？"

我的口气在加重。

汤姆张开嘴，睁大眼睛望着我，半晌吭出一句："你说得太有道理啦！"

"所以说，你本不属于同性恋，因为你本质上并没有同性恋的冲动。"我补充说。

听了这话，汤姆忽地从沙发上站了起来，然后又慢慢地坐了下来，嘴里喃喃地说："这不可能，这不可能。那你又怎么解释我与麦克的关系呢？"

"那是因为麦克对你很顺服，这满足了你被压抑了很久的征服欲，所以你喜欢这样一种关系，你说是不是？"我反问汤姆。

"难道说，麦克只是我的心理征服对象？"汤姆倒抽了口气。

"如果你真是个同性恋，那你为什么不愿意公开你们的关系呢？你不觉得这本身就很能说明问题吗？"我反问汤姆。

汤姆用手扶着下巴望了我好一阵子，眉头紧锁。

我也望着他，不出一声。

最后，汤姆打破沉默说："你刚才的话，可真说到点上了。我从来没有想过，我搞同性恋会有这么深刻的缘由。我一直以为，我交同性恋朋友只是玩玩而已，是为了让自己开心。"

"所以说，你实际上不属于同性恋的行列，而你最初投入同性恋的目的也已经达到。你说是不是这么回事？"我接着问。

"那你又怎么解释我能够接受同性恋这一事实呢？"汤姆沉吟了一下再问我。

"因为任何人都可以介入同性恋，但介入了同性恋，并不一定就要真正成为同性恋。你不是还在交女友吗？你能说凡是交了女友的人，就一定是异性恋吗？"

* * * * *

汤姆深深地点了点头。

汤姆面对同性恋友的压力，终于做出了自己的抉择。

他认识到，自己的性取向原本是很清楚的，只是他在无意识中拿它来作为抗拒父亲权威的手段，结果反倒分不清自己的"性取向"。现在他搞清楚了，他不属于同性恋者。

这说明人的可塑性有多么大！

事后，我向督导汇报了我的咨询结果。他问我现在感觉如何，我回答说很高兴有这样一个锻炼我咨询能力的机会。我不但帮助汤姆做出了他在"性取向"上的选择，也增强了我的咨询能力和技巧。

"更重要的是，"督导总结说，"你不再觉得自己不了解的问题就咨询不了。其实，每一个来找你咨询的人，都是一个特殊的个案，都是你所不了解的。但只要你不'但'字当头①，你就会成功的。这就是为什么罗斯福总统会说，世界上最大的畏惧正是畏惧本身②。"

我牢牢记住了这句话。

个案分析

1. 我为汤姆咨询成功的基点——穿上来询者的"鞋"

在为汤姆咨询之前，我从来没有与同性恋者打过交道。

我无法理解他们的内心世界，也不能接受他们的生活方式。眼下却要为一个同性恋者就他的性取向问题进行咨询，我面临的不仅是无知的压力，还有个人成见（或曰反移情意识）的挑战。

我曾十分犹豫是否为汤姆做咨询。

但是，督导的话给了我极大的鞭策。他要求我将为汤姆咨询当作心理咨询的一个特殊作业来完成。其作业要求是排除自己的成见，去了解一个令自己望而生畏的世界。

----

① "但"字当头，这里指不要一遇到困难，就说"但是、但是（but、but）的"。
② 这句话的英文是：The biggest fear is fear itself.

因此，我设法参加了一些同性恋者的活动，对他们投入同性恋的动机有了深刻的认识。这对我后来帮助汤姆领悟到他加入同性恋行列的潜在动机起了十分关键的作用。

这也是心理咨询向无知的挑战。

此外，在最初为汤姆咨询时，我曾试图用"现实疗法"来帮助他自主决策。我曾与他反复比较同性恋与异性恋的感觉区别，企图使他自己找出答案。结果汤姆到底也没能说清他的性取向究竟属于哪一边，这也使我们的讨论一度陷入困局。

后来，我决定改用"认知领悟疗法（Cognitive Comprehend Therapy）"[①]来帮助汤姆决定自己的性取向。该疗法主张，人的心理困惑和障碍深受其认知方式的影响，要矫正这些行为表现，就必须从改变其认知方式入手。这使我为汤姆的"性取向"咨询打开了新的视野。

"现实疗法"之所以不适合汤姆问题的咨询，是因为汤姆介入同性恋不光是受了当今社会的影响，更是他多年来备受父亲权威压制而甚感压抑，使他在潜意识中埋藏了强烈的反叛意识。

后来，我改用"认知领悟疗法"，开始与汤姆深入探讨他投入同性恋的潜在动机及其象征意义，结果使他发现，他涉入同性恋只是表面现象，而他与父亲的代沟冲突及青少年的逆反心理，才是其深刻缘由。汤姆更加意识到，他这样做实际上是为了反抗父亲权威，而非他生来就具有什么同性恋的倾向。

---

① "认知领悟疗法"，源于霍姆（Homme）关于人的内隐行为是人心理的操作者之观点。而这一疗法是由一系列人共同创立的，其要点包括：

第一，它十分强调认知过程对人的情绪变化和行为动机的支配作用。它主张通过改变来询者的认知模式，并辅之以行为疗法的技术，来矫正人的不良情绪和行为。这样，随着来询者认知方式的改变，他的情绪和人格障碍也会随之得到缓解。

第二，虽然"认知领悟疗法"很重视人的认知方式对他心理变态和人格障碍的影响，但它不像"精神分析疗法"那样，一味追究来询者早年生活经历（主要是指三岁前后）对当前行为的潜意识作用，它主要探讨来询者当前的认知方式对其行为表现的影响。

第三，"认知领悟疗法"很强调来询者对自己问题症结中的非理性、非逻辑观念的深刻领悟，并以此来帮助来询者重新认识、评价自我，建立合乎情理的认知模式，摆脱非理性观念对自我的干扰。

这一系列步骤奠定了我为汤姆咨询成功的基础。

2. 我为汤姆咨询有什么收获——识得庐山真面目

汤姆认识到这一切后，他即不再有性取向的困惑了，并对自我的行为方式有了深刻的了解。汤姆由"不识庐山真面目"到认得庐山真面目，本质上就在于他跳出了原有的思考方式，学会从远处来看"庐山"。

换言之，汤姆不再被眼前的山峰（同性恋）挡住视野，而是从更远的地方来看"庐山"（自己涉入同性恋的过程及他对性取向困惑的原因），这样他才真正看清了"庐山"的真面目（涉入同性恋的潜在动机）。

这也是此次心理咨询成功给我们两人的启示。

由此，我圆满地完成了督导交给我的这份特殊作业，也通过了我咨询能力与技巧上的一次严峻考验。我很感谢督导在关键时刻对我的鼓励，也深刻理解了"世上最大的畏惧正是畏惧本身"这句话的含义。

当然，对于同性恋者的生活选择与方式，我仍然不能认同。但对于同性恋者的心态，我愿意多做了解。这不仅是心理咨询对我的挑战，也是我向无知的挑战。

兵书云：知己知彼，百战不殆。

心理咨询，亦同此理。

3. "同性经历"给心理咨询人员的新视野——心身性别谁靠前

心理学、人类学和社会学的研究表明，人类不仅是自然之子，具有男女性别的差异；人更重要的是他的社会性，与社会性直接相关的就是人所特有的心理性别。从社会人的角度来说，心理性别甚至更优于生理性别。

无论是异性恋还是同性恋，作为一种社会现象，一直伴随着人类一路走来。从单纯的爱情角度讲，既然没有年龄之差异，那为什么要有性别的限制呢？

在人生价值多元的当下，诸多相关的现象日益广泛，而引发的各类问题也时有所见，我们在心理咨询中，也经常会遇到。

在汤姆的个案当中，最初因为我与汤姆在性取向方面的观念存在差异，我感到无从着手。在经过督导的一番启发后，我鼓足勇气，走进同性恋这一群体，倾听他们内心的呼唤，使得我对人性的丰富复杂性有了更为深刻的领悟。

作为一个咨询人员，面对各种各样的来询者，不应该盲目地以己度人，更不能戴上有色眼镜看待来询者，这样才能更好地与来询者思维对焦，情感并轨。

咨询话外音

同性恋在美国社会盛行的原因是什么

同性恋（homosexuality），作为一种生理学、心理学和社会学的现象，已越来越为大众所认识。

其实，凡事都会有转变，都会有"异化（alienation）"，人类亦不除外。而从尊重人性的角度来讲，我可以理解同性恋者内心的感受和呼唤，毕竟在世界大多数国家和地区里，同性恋仍为社会习俗所不容。

但另一方面，如果人为了追求一种时髦，或是因为某种好奇心的驱使，去尝试同性恋，甚至把它当作一个自我确认中要思考的问题来对待，那就违背人的天性了。

在美国，有的年轻人介入同性恋，并不是因为他们天生就有着这方面的心理或生理需求，而完全是因为他们受到了同辈人的影响，好像他们不尝试一回同性恋，就枉做青少年一场似的。

我清楚地记得，曾有一个男孩子来向我咨询他的某个问题时，顺便告诉我，他发现自己是个异性恋者。他说这话时显出非常自豪的样子。而对我来说，这还用问吗？

就这样，性取向竟成了一个日益时髦的术语。许多人不明不白地进去，又不明不白地出来，不明确这么做究竟是为了什么。他们把性取向当作个人成长中的问题来思考，把一个原本很简单的问题弄得复杂不清了。

由此，同性恋就不再只是一个单纯的生理学问题，而是被赋予了许多心理学和社会学的含义。这反过来也增强了同性恋的神秘感和诱惑力。

这些都大大地渲染、神化了同性恋的实际意义。

心理咨询
小知识 | 性取向
与同性恋

　　心理学的相关研究发现，同用右手或左手的习惯一样，性取向是一个连续的过程。从完全的异性恋到完全的同性恋之间，有很宽泛的范围。只对同性感兴趣的被称为同性恋，只对异性感兴趣的被称为异性恋，那些对同性和异性都感兴趣的被称为双性恋。

　　过去认为非异性恋的人存在很严重的问题。同性恋者曾被认为在躯体上或心理上有疾病，需要进行治疗。1973年，美国心理学会改变了这一观点，认为人们对同性的性偏爱不是心理疾病，而是正常的性行为。同性恋也不像那些医疗机构认为的那样是一种躯体疾病。

　　在同性恋被从躯体疾病或心理疾病列表中去除的同时，仍然有一些关于性取向原因的争论。性取向是先天的还是后天培养的？如果是先天（生理）的，它是由基因决定的，还是受父母影响？事实上，人们都是在自由地选择自己的性取向，也就是说，两性关系不一定就是男女之间的关系，还有同性之间的关系。

　　其实，这些现象和行为都是可以理解的，认清自己真实的需求才是最重要的。

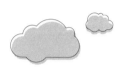

个 案 篇

第8章 我爱上了我的心理咨询师

_____

　　心理咨询人员应该与来询者保持多大距离？这是每个入道心理咨询之人必须认真思考的问题。来询者一旦对咨询者产生了特殊的好感，该如何处理？这也是每个心理咨询人员可能会面临的挑战。在下面的个案中，我接受了一场心理咨询关系的特殊考验，希望它能增进大家对心理咨询关系中"距离美"的了解。

——题记

凡是从事心理咨询时间较长的人，都可能遇到过这样的困惑：一方面，你与来询者建立了相当好的咨询关系，使对方的不良情绪与表现有了很大的好转；但另一方面，来询者也可能对你产生日益深重的感情依恋，使你难以维持这种咨询关系。

这种来询者对咨询者的感情依恋，可能发生在异性之间，也可能发生在同性之间，其程度之剧烈，有时可与恋情相比。

所以，正确处理来询者对咨询者产生的感情依恋，是每个专业心理咨询人员所要经历的考验。当它来临时，你是躲不掉的（除非你立刻中止这一咨询关系），唯有迎难而上，积极化解，才能使你们双方都经受住这场考验，取得理想的咨询成效。

我就经受过这样一场特殊的考验。

伟大和荒谬之间只差一步

佩馨是新加坡华人，在哈佛大学攻读硕士学位。

她初来哈佛大学时，举目无亲，学习紧张，很快就出现了种种身心不适症状，如失眠、食量减少、注意力不集中等，因而被介绍到我们这里来接受咨询。由于语言相通，又同为外国留学生，所以佩馨与我很快就建立了良好的咨询关系。

起初，我们谈话的内容完全围绕着怎样帮助她适应哈佛大学的学习与生活。我也与她谈了我初来美国留学时所经历的适应困难及积累的学习经验。我还为帮助她克服学习困难，联络了不同的学习辅导机构。结果，佩馨的学习压力得到了很大的缓解，生活也规律起来。

就在我为佩馨的进步感到欣慰不已的时候，我面临了我从事心理咨询以来最严峻的考验——佩馨对我产生了强烈的移情①反应。

---

① 移情（transference），泛指来询者对咨询者所产生的一种潜意识的爱与憎的情绪体验。换句话说，来询者会在无意识中将咨询者当作自己爱过或恨过之人的替身。而按照弗洛伊德的观点，对移情和阻抗的认识及化解是精神分析的两大核心任务。

起初，我曾不断暗示佩馨，我们的会面可以到此结束了，但她却一再表示想继续与我会面，以进一步巩固她的情绪好转。我同意了她的要求，然而我们谈论的话题越来越由她的生活转向我的生活。

佩馨对我在中国的生活经历兴趣十足，她不断询问我成长过程中的各种有趣经历。当我告诉她这些事情与眼下的咨询没有直接关系时，她总是说："我就是羡慕你们在中国成长的人嘛，有那么多的生活阅历，不像我们在新加坡长大的人，生活圈子那么小，什么都讲不出来。"

她还强调说，她很想把我讲的故事写下来发表出去，肯定会有人感兴趣的。所以我一直以为她只是想做个业余作家而已。

但事情并不像我想的那么简单。

接下来，我注意到佩馨来见我时都会刻意打扮一番。

她初来见我时，并不化妆，衣服穿得很随意，头发也十分蓬乱，好像刚起床的样子。她常言自己现在忙得连刷牙的时间都快要被挤掉了，哪还有时间去做其他的事情。

但这两次来见我，她似乎都是精心化妆过的，嘴唇抹得红红的，双眉描得又细又长，再配上合身的时装，佩馨好像是在向我展示她女性的魅力。

佩馨也很在意我怎样看待她的装扮。

一次，我看她进门的样子很抢眼，就恭维了一句："你今天的穿戴真是不同寻常啊。"

她脸上顿时掠过一阵红晕，一定要我说清楚不同寻常在何处。

慢慢地，我感到她与我谈话的口吻越来越有点儿不对劲儿，她的眼神也越来越热切。

我不知道该怎样维持这个咨询关系。

我把这一切感觉讲给督导听。看着我一脸沉重的样子，他开玩笑说："祝贺你啊，晓东。"

"有什么好祝贺的？"我纳闷地问。

"你终于开始接受来询者对你的移情考验啦。"

"什么意思？"

"我是说，你现在面临的问题，已不再是怎样帮助佩馨适应在哈佛的学习生活了，而是怎样在不伤害佩馨自尊心的前提下结束你们的咨询关系。"

接着，督导告诉我，来询者对咨询者产生感情依恋，是心理咨询中常有的事儿，也是对咨询者个人操守和咨询技巧的考验。由此，我应该多同佩馨讨论这段时间以来我对她的帮助及怎样可以将这种帮助内化①为一种个人成长的动力。

也就是说，我现在面临的挑战，是努力使佩馨将对我的感情依恋转变为对她自我的鞭策，从而升华②我对她帮助的实际意义，以逐渐拉开我们之间的距离，使她对我不再存有任何浪漫的幻想。

末了，督导还提醒我，佩馨很有可能会在我面前表露其心意并提出与我约会。

"佩馨会对你朝思暮想的，"督导意味深长地说，"如果你要使她不再想你，就要想办法使她把你的形象升华为一种克服困难的动力。这就要看你怎么样在你们之间保持最好的距离了。"

"唉，"我叹口气说，"做心理咨询还会惹火烧身啊。"

"常有的事啊，"督导笑着说，"但既然已经'着火'了，就要想方设法去灭火。你知道你手中的灭火器是什么吗？"

"是什么？"我问督导。

"她对你的尊重。"督导回答说。

"噢，怎么解释？"我眼睛一亮。

"因为主动权在你手里啊。"

我细细地品味着督导的话。

＊　＊　＊　＊　＊

果然不出督导之所料，佩馨在后来的一次会面中，不经意地大谈她将要跟朋

---

① 内化（internalization），指来询者认同或接受咨询者所讲的话，并把它当作自我成长的一种内驱力。

② 升华（sublimation），指人将压抑于潜意识中的本能冲动在转向社会许可活动中所获得的精神满足。

友们一道去参加一个周末郊游，以好好放松一下自己近来十分紧张的情绪。说完就不再说话，面露羞色。

"你是不是想邀我一同参加你们的郊游？"我单刀直入地问佩馨。

佩馨的脸马上涨得通红，眼神透着羞涩，小心翼翼地问我："行吗？"

佩馨的回答和眼神说明了一切。

回想这几次会面中佩馨所表现的忸怩神态，我不得不接受这一最坏的设想——来询者迷上咨询者。这一心理咨询行业的古老故事，今日也发生在我身上了。

我一字一句地对佩馨说："我很感谢你的好意，但我不能去。因为我们现在的这种关系，最适合我对你的帮助。"

"为什么呢？"佩馨一脸失望地望着我。

"因为心理咨询关系不同于一般的朋友关系，它十分强调咨询人员对来询者保持中立态度及客观立场。一旦与对方走得太近，咨询者将会失去对来询者问题的观察力。所以心理咨询关系需要保持一段距离。"

"那我结束了心理咨询之后，还能与你交朋友吗？"佩馨不甘地问。

我没有正面回答她的提问，而是反问她："你为什么想与我交朋友呢？"

"因为我喜欢听你讲话。说实话，这两个月来，我每天都在想你说过的话。我很想保持我们现在的这种来往，我可以从你身上吸收到许多宝贵的东西。"

正待我要说话时，佩馨马上又说："请你千万不要误会我的意思，我想约你绝无他意。我了解到你已经结了婚，也有了可爱的孩子。我无意破坏你的家庭幸福。我只是从你身上看到了我所追求的那种男孩子的气质——聪明、幽默、温文尔雅、吃苦耐劳、善解人意。"

"我很感谢你这样看重我，但我未必像你想的那般完美。"

"不，"佩馨打断我的话说，"我曾经爱上一个与你性格、习性很相像的男人，可惜他还是被另一个女人给抢走了。你的出现使我再次想起了他，也勾起了我许多痛苦的回忆。直到今天，我只爱过他一个人……"

说到这，佩馨把脸撇向另一方，眼神里流露出不尽的伤感。

沉默了一阵子后，我开口说："我很抱歉得知你曾经这样失恋过，我也可以理解你此刻的心情。但做心理咨询的人，是很忌讳与来询者有深入交往的。如果那样发展下去，势必会使彼此都感觉不自然的。"

"有什么不自然的，不就是与大家在一起开开心吗？又不是两个人单独在一起约会。你要是愿意，也可带上太太啊。"说完佩馨向我眨了眨左眼。

她的话逗笑了我，可我还是客气地说："佩馨，谢谢你的好意，但我真的不能去，请你原谅。"

听罢，佩馨把头撇向一边，脸上的笑容一扫而光，不再出声。

＊　　＊　　＊　　＊　　＊

沉默了一阵子，佩馨转过头来对我说："你不想去，我当然不可以勉强你。说实话，我以前也从来没这样求过人。我也说不清这到底是为了什么，但我每次来见你，都感到很兴奋。我已经好久没有这种感觉了。虽然我们的会面不是约会，也从未有过任何浪漫的情调，但不知怎的，我把与你的会面，当作支撑我在哈佛生活的精神支柱。我能上哈佛，是因为我在学校教书教得很出色，但你不知道，我为此做出了多少努力、付出了多少代价。静下来的时候，我是多么希望有人会来关心我，理解我。而这正是你在这段时间内所给予我的。有了我们的会面，我不再感到孤独，也不再感到生活是那么的枯燥。所以，我……"

说着，佩馨的眼睛有些湿润。

我连忙递上纸巾盒。她抽取了两张纸巾说："不好意思讲了这些话，但我憋了好久了，就让我说个痛快吧。"

说完，她又把头撇向一边，鼻子一抽一抽的。

佩馨终于说了心里话。这样也好，省得我们两人相互打太极拳，都挺辛苦的。

我竭力去理解佩馨此刻的心境。我相信她说的都是实话，她迷恋我，是因为我能够很好地理解她，特别是在她生活压力最大、感情最脆弱的时刻，我给予了她最需要的东西——理解与支持。她自然对我产生了特殊的好感。

更重要的是，我的出现使她想起了昔日的恋人，这给我们的咨询关系增添了一层神秘的色彩。所以，佩馨对我的感情迷恋，完全是自然的反应。问题是，我应该怎样将她对我的这种感情迷恋转化为一种对自我的激励和动力。

想到这里，我对佩馨说："听了你刚才讲的心里话，我很感激你的诚意。我相信你是一个很能干的人。说实话，你能来哈佛求学，就已经充分证明了这一点。现在你也能够很快克服当前的困难，适应这里的生活，更证明了你的能力。你真是个superwoman（女超人）。"

听到这里，佩馨扑哧笑了出来，转过头来对我说："人家已经那么难受了，你还来取笑我。说实话，你才是真正的superman（超人）呢。"

"不，不。我是说，你的的确确是一个很有本事的人。"我也笑着说，"在过去的两个月中，我对你最大的帮助，是使你恢复了自信。在这当中，我对你的处境表现出了很大的理解，这是我应该做的。我也理解你想与我保持联络、建立友谊的心情。说实话，我当然希望你生活得更愉快。但是，我们现在的关系状态，是咨询关系的最佳状态。任何进一步的发展都可能会令我们彼此感到不自然、不舒服。真的，你好好想一想，如果我们像情人那样约会，我讲话你还会听吗？你讲什么我还会那么客观对待吗？"

"谁说要做你的情人啦？你别想得太美啦！"佩馨打断我的话。我们两人都不好意思地笑了。

待静下来后，我继续说："对不起啊，佩馨，刚才我真是用词不当，让你见笑了。但是，咨询者与来询者之间的关系，在一定程度上就好比师生的关系。如果师生关系太近乎了，老师在给学生打分时，就不免会受情面与私心的影响，学生与老师的接触，也不容易知深浅，你说是不是？"

佩馨轻轻地点了点头。

"所以，我十分珍惜你对我的信任与尊重，也觉得我们现在的关系状态最有利于咨询的进展，这对我们双方都是一样的。你知道吗，拿破仑曾说过一句名言，伟大和荒谬之间只差一步。你细细品一品这句话中的道理。"

说完我不再说话。

过了一阵子，佩馨开口说："请原谅我刚才使你为难了，我明白你的意思，我也知道自己该怎么做了。"

我满意地点了点头。

接着她又说："我感谢你坦诚地向我讲明这一切。我现在明白了，我对你只不过有一种好奇和好感，没有什么其他意思。但和你接触，我真的明白了许多人生的道理。"

"我也是一样的，我也从你身上学到了不少东西，真的。"我接过话说。

说完，我们又都笑了。

* * * * *

在此之后，我只与佩馨会面了一次。

那一次她来见我，不再浓妆艳抹，衣着也十分朴素。我们讨论的话题，又由我的故事转回到了她的故事。在谈话中，我们重点讨论了两个问题：一是此次战胜困难的经历对佩馨的个人成长有什么启发，二是我作为一个咨询者应该在佩馨的心目中留下一个什么样的印象。

对于第一个问题的讨论，佩馨认识到，任何生活的挫折，都可能是一次自我成长的大好契机。而这次成功地克服了在哈佛的学习和生活困难，使佩馨变得更加坚强，更具有生存与适应能力。对于第二个问题的讨论，佩馨认识到，我作为一个咨询人员，给她留下的印象不应是个"超人"的形象，而应是得力助手的形象。通过我对她的理解与支持，她看到了自己的潜力，并加以充分开发和利用，终于克服了当前的困难。

通过这些讨论，佩馨不再说我在关键时刻解救了她，而是说我在关键时刻协助了她。

由此，我们在一派平和的气氛中结束了我们的咨询关系。

通过这件事情，我更加认识到，来询者对咨询人员的感情依恋不过是一只纸老虎，看上去十分可怕，但实际上并非那么难处理。毕竟咨询人员有很大的主动权，只要对来询者坦诚相待，说明道理，就可以维持心理咨询的顺利进展。

当我向督导汇报完这一切，他与我互击了下手掌说："祝贺你啊，晓东，你处理得恰到好处，真的很成功。"

说完，他就去忙他的事了。

就这样，我通过了这场心理咨询的特殊考验。

个案分析

1. 心理咨询的魅力为什么有时会成为负担——心理咨询蜜月期

在心理咨询中，来询者对咨询者产生特殊的好感，做出某些情不自禁的暗示，是入道心理咨询之人迟早要面临的考验。其处理妥善与否，不仅会影响心理咨询的顺利进展，也会影响人们对整个心理咨询的评价。

来询者之所以会对咨询者产生特殊的好感，主要是因为后者在前者头脑混乱、情绪低落之际，给予了对方由衷的理解和支持。这种心理上的安慰与精神上的支持，很容易使来询者神化咨询者的形象和作用，把对方看作智慧和温暖的化身。

此外，心理咨询甚强调同感、尊重与耐心等要素的表现，心理咨询的专业训练和实践过程，也可使咨询者变得待人诚恳、善解人意。应该说，这种表现对于那些受过感情、心灵挫伤的人来讲，是很有吸引力的。

所以，在咨询谈话中，其言者声泪俱下，其闻者深表理解。不需多久，诉苦人就可能会喜欢上听话人，因为此时此刻，听话人懂得怎样关心对方、尊重对方、理解对方。这就够了！而当来询者与咨询者是异性，且年龄相仿，则更容易使前者对后者产生种种浪漫幻想。

这就是心理咨询中的蜜月期效应。

这既凸显了心理咨询神奇的魅力，也很可能使其成为负担。

2. 心理咨询中应该怎样处理好来询者对咨询者的感情依恋——距离产生美

在心理咨询过程中，来询者将咨询者当作自己感情依恋的对象，久久不能平静，这对心理咨询来说既是机遇也是挑战。从精神分析的理论来说，移情是咨中的必要环节。如何把握移情的分寸，则显得十分重要。

对此，心理咨询人员要保持头脑清醒、心情平静，适当延长心理咨询的收尾①时间，给来询者一个情绪缓冲，让他的移情体验渐渐冷却下来，并把这种对咨询者的感情依恋内化成对自我的关怀、认同与成长激励。

所以，在处理佩馨对我的移情反应上，我尤其注意不要伤了她的自尊心，并使她明白我不能接受她邀请的理由和目的。这样做，我不但坚持了自己的立场，与佩馨保持一定的距离，也使她得到了应有的尊重，心悦诚服地接受了我的解释。

在最后的会面中，我还着重请佩馨谈了对接受我的心理咨询的收获和体会。这促使她更好地内化了我对她的帮助。另外，我不再向她讲述有关我个人的生活经历和现状，也是想使我们之间保持一定的距离。我不希望她把我看成一个无话不谈的亲密朋友，因为我们毕竟不是一般场合下的朋友关系，而是正式场合下的咨询关系。

总之，心理咨询关系中需要有一种"距离美②"。

只有那样，才能使咨询者与来询者之间保持相互尊重、相互信任的关系。咨询者与来询者一旦发生亲密关系，就如同律师与受托人发生恋情一样，会使律师的信誉和判断力受到严重的非议与挑战，也会使他打赢官司的概率大打折扣。

保持心理咨询中的这种"距离美"，是避免和处理来询者产生感情依恋的关键。

---

①收尾（termination），指心理咨询过程的最后步骤，其探讨的焦点在于怎样内化咨询者对来询者人格成长的帮助，并反省各自在咨询中的收获与得失。

②距离产生美，是一个美学原理。它在20世纪初由瑞士心理学家、美学家爱德华·布洛在《作为艺术因素与审美原则的"心理距离说"》一文中首次提出。

咨询话外音

心理咨询人员为什么要有高度的职业自律精神

需要强调的是，从事心理咨询的人员一定要有高度的职业自律精神，不可乘人之危，满足私欲。这不仅是心理咨询行业的起码要求，也是做人的起码准则。

布洛伊尔是维也纳的著名医师。他曾对怎样用催眠术解除人的精神积淤这一问题甚感兴趣，并用催眠术治愈一位女歇斯底里症患者。就在他为自己的巨大成功沾沾自喜时，该患者突然声称在梦中怀了他的孩子，并对他表现得更加亲密。布洛伊尔对这种爱欲的潜意识表现深感恐慌，立刻停止了对她的治疗，拉着太太去出国旅行，度他们结婚后的第二个蜜月去了。

这都是因为布洛伊尔要维护他的职业声誉。

布洛伊尔的职业自律使他过早地退出了对催眠术的研究。这对他的事业发展来讲是很可惜的。所幸的是，他的好友弗洛伊德继续了他的研究，并把此个案作为精神分析史上第一个移情个案来加以介绍。

布洛伊尔过早退出他对那位女患者的治疗，对于患者和他自己来说，都是一个很大的损失。但无论怎样，布洛伊尔严格的职业自律精神是值得称颂的。

美国心理学会早在20世纪70年代就对心理咨询人员的职业道德和自律做出了种种明确的规定，并设立专门委员会来进行监督并处理这方面的投诉。心理咨询在我国尚属起步阶段，其监督、管理制度尚不健全，现在时见报端，有人在披着心理咨询的外衣，干着伤天害理的勾当，这当引起人们的高度重视和警惕。

心理咨询也需加强职业化、专业化的建设。说到底，心理咨询是助人的职业，不是坑人的行业。

心理咨询关系处理不妥的两个教训

心理咨询关系处理不妥，可能会给咨询者和来询者双方带来巨大的危害。以下举两个例子。

史密斯博士是麻州心理咨询界的知名人士。他早年毕业于哈佛大学心理学系，多年来一直从事家庭咨询的研究与辅导，发展出了自己的一套理论。然而，正当他的事业蓬勃发展、如日中天的时候，突然有一位女士到法院控告他趁她失婚情乱、接受他的心理咨询之际，主动约会她，并发生了性关系，使她的精神更受困扰，所以要求经济赔偿。

此后，又有几个自称接受过史密斯博士咨询的女士也站出来，控告他在咨询中毛手毛脚。这一系列控告使得史密斯防不胜防，最后不得不关闭自己的心理诊所，由其律师出面周旋，给每个控告人一笔赔款了事。

更糟糕的是，美国心理学会在得知此事后，做了专门的调查，最后吊销了史密斯的专业执照[①]，使他以后不得再从事心理咨询的职业。

乔安娜女士是波士顿一位颇有名气的心理医师。她在给一名患有抑郁症的男大学生咨询时，对他产生了强烈的反移情[②]反应，用暗示手段使该男生退缩到儿童时期，把她当作母亲来看待，以满足她对成人扮演儿童角色的好奇。后来，该学生不堪忍受这种治疗方式所带来的精神痛苦，对生活彻底绝望了，最终自杀身亡。

当该学生的父母在他的日记中发现乔安娜女士的特殊治疗方法对儿子带来的精神困扰时，就到法院控告她治疗不当，致使儿子自杀身亡，并索求巨额赔款。此官司曾在美国轰动一时，引起了媒体与公众的广泛关注。其结果是，乔安娜女士虽然没有给学生家属赔款，却被永远逐出了心理治疗的行业。

[①]在美国，心理医师必须要考取美国心理学会颁发的专业执照才能独立开业。否则，他只能在有专业执照人的心理诊所中工作。

[②]反移情（counter-transference），泛指咨询者对来询者所产生的一种潜意识的爱与憎的情绪体验。换言之，当来询者的某种相貌、性格特点或生活经历等使咨询者想起自己以往生活中的某个人或事件时，后者可能会对前者做出某种超乎寻常的爱与憎的情绪反应。

史密斯和乔安娜两人都犯有一个同样的错误，就是不能正确处理来询者和自己之间强烈的移情或反移情表现，或乘人之危满足私欲，或不计后果追求个人虚荣心的满足。结果使来询者业已混乱的心灵再受创伤，也给他们个人的事业发展带来了灭顶之灾。

所以，心理咨询人员当自律自制、自尊自爱，不然他可能会为自己在工作中的疏忽和放纵而付出惨重的代价。

心理咨询的圣洁不容玷污！

心理咨询
小知识 | 精神分析的第一个个案是
怎么写的

　　心理治疗作为一种治疗手段是自古就有的，但完整地记述心理治疗的疗程却是19世纪的事情。

　　人们普遍认为，心理咨询的第一个个案是由弗洛伊德于1893年和好友布洛伊尔合写的，但其治疗却是由布洛伊尔于1880年做的。他当年用催眠暗示的方法为一个化名为安娜·O的女病人治愈了她的歇斯底里症。后来，由于该病人声称在梦中怀了他的孩子，并对他表现亲昵，布洛伊尔中止了对她的治疗，并渐渐退出了对催眠暗示的研究。

　　所幸的是，弗洛伊德继承了他的研究，并由此创立了精神分析学说。那个化名为安娜·O的病人，后来成了德国女权主义与社会工作运动的领袖，她的真名叫柏莎·帕潘海姆（Bertha Pappenheim）。

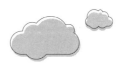

个 案 篇

第 **9** 章 我们的缘分尽了吗

————————

　　婚姻咨询是心理咨询的一大服务项目。在此当中，心理咨询人员应采取什么立场？推动来询者思考什么问题？最终达到什么目的？这是婚姻咨询中的常见问题。在下面的手记中，我为一个从国内来的女留学生做婚姻咨询，其中我既没有劝和，也没有劝散，我只是竭力推动她多做反省与沟通，最终取得了理想的效果。

——题记

卫红是哈佛大学的研究生。

她丈夫志刚半年前以陪读身份来美探亲。他来了之后一直赋闲在家，虽也偶尔出外打工，却总是零敲碎打的，不能持久。而且志刚的脾气越来越坏，卫红对他也越来越失望。

他们两人未聚则苦思，相聚则苦斗，其夜茫茫不见光明路。

卫红与志刚原是大学同学。卫红学英语，志刚学政经。两人性情相投，容貌相配，上大三时开始热恋起来。他们是校园里公认的一对才子佳人，毕业后即筑了爱巢。

当年，他们漫步于花前月下，轻吻于秀林清风。树头的知了曾替他们歌唱，池塘的青蛙曾替他们欢呼，白云曾为他们做证，夕阳曾为他们祝福。

后来，卫红不甘大学同学一个个都出了国，只有自己坚守岗位。大学四年中，卫红的学习成绩一向是拔尖的，凭什么在出国留学这件事情上她要落后于他人呢？

卫红想不通，就与志刚合计要一同出国留学。但志刚却不怎么热衷出国，他愿意在国内干一番事业。他认为出国未必就有本事，留在国内就未必没出息。

志刚出身于高干家庭，有着广泛的社会关系，办什么事都很方便，所以他不愿放弃这片大好的"根据地"。

无奈之下，卫红开始单独联系出国事宜，结果很快被美国中部的一个州立大学录取，攻读英语教学法硕士学位，并得到了全额奖学金。卫红怀着兴奋的心情将此喜讯告诉志刚，可志刚却冷冷地说："不是说好不出国了吗？"

"那我们班上的人差不多都走光了，我学英语这么多年，难道就不该出去见一见世面？你也替我想一想呀。"卫红噘着嘴说。

"你可以等公派的机会嘛。"志刚答道。

"公派？算了吧，还不知要等到猴年马月呢。"卫红苦笑着说。

志刚皱着眉头，什么都没说出来。

卫红用手指着录取信说："看看这儿，是全额奖学金哪，不去白不去。"

于是，两家人一起商量此事，最后决定放卫红"出洋"，学毕即归。志刚的家人还专门提到，他们两人年纪都不小了，可以开始考虑要孩子的事了。

卫红"出洋"，志刚去机场送行，两人很是伤感了一番。他们自大学以来，还从未这样分离过。

当卫红含着热泪，一步三回头地告别志刚时，心里闪过一种前所未有的失落感。她不知道，随着那即将起飞的波音747班机飞向大洋彼岸，她的生活会有什么样的变化。她还想到了前不久堕胎的事情。如果这事让志刚家人知道，他们肯定会极力反对她即刻出国的。毕竟他们家老爷子已是七旬之人了，家中已有了两个外孙女，就等着抱孙子了。

在这关键时刻，志刚义无反顾地支持了她。

旅途中，卫红将这一切感受都记在了日记本上，她甚至有些后悔自己一个人出来留学。

* * * * *

卫红到了大洋彼岸后，很快适应了异域的生活，学习也再现了当年的辉煌。

卫红感到自己的青春活力在重新焕发，利用课余时间跑了不少的地方，也越来越喜欢这片土地。更重要的是，她已经不满足于只获取一个硕士学位就了事，她要向博士学位挺进。而且，要向名校的博士学位挺进。

于是，她开始申请哈佛、斯坦福、普林斯顿、哥伦比亚等大学的研究生院，居然如愿以偿地被哈佛大学研究生院录取了。卫红接到哈佛大学的录取通知书那天，兴奋得哭了。她没有想到自己的运气会这么好。她立即给自己家中打电话，约好时间让志刚来接电话。

"我被哈佛大学录取啦！"卫红对着电话话筒兴奋地喊道。可话筒那一边却是沉默。

"喂，喂，志刚，你听见了没有？"卫红尖声叫道。

"听见了，可你叫我怎么办？"话筒里终于传来志刚有气无力的回答。

"来美国吧，我会带你去逛纽约、华盛顿、大西洋赌城、迪士尼乐园，你难道不想出来见一见世面吗？"

"唉，可你叫我怎么对我父母交代，我爸爸前两天还问起你什么时候回来。"

卫红不再激动了。顿了一下，她接着说："志刚，你一向是很有闯劲儿的，怎么在出国这件事情上变得这么缩手缩脚的？"

"闯劲儿，闯劲儿也不一定要用在出国上嘛！"志刚的声音开始变大，"眼下我正与几个哥们儿合计着下海经商，连地儿都找好了，就等着你回来一起大干一场了。你的英文可以派上大用场啦，你说，你叫我怎么向那几个哥们儿交代啊？"

两人都不再说话。

这时，卫红的父亲接过电话说："你们都不要这么浪费钱嘛，还是让我们先坐下来商量一下，然后再给你回信，好不好？"

"不行，"卫红斩钉截铁地答道，"依照美国大学的规定，如果我不在他们发出信后十五天内答复校方，就算自动放弃奖学金啦。"

"唉，这么大的事情，你怎么可以让人立即就答复你。你跟志刚也是有约在先的，现在改变也要有个商量过程嘛。"卫红父亲嘟囔着。

"我也是今天才得知消息的，而且，这是哈佛呀！"卫红不满意父亲不替自己说话。

"那你应该早点儿把自己的想法告诉大家，让我们也有个思想准备，你干事总是爱给大家来个突然袭击……"

这时，志刚接过电话说，容他回家再做商量，并约好第二天再打电话。

后边的事情就不必多言了，反正是志刚辞了工作，没有下海经商，而是来美国陪读。

卫红和志刚终于团聚了。然而，昔日的激情却不再现，彼此越来越感陌生，越来越缺少共同语言。两人由小吵到大吵，由当初的异床同梦到如今的同床异梦，不过是半年多的工夫。

我不满意你总是在回避矛盾

卫红和志刚都苦恼万分，"离婚"这两个字已开始常常挂在他们的嘴边。

认识卫红是通过我的妻子，她们结识于哈佛燕京学社举办的一次文学研讨会上。

志刚来波士顿那天，卫红打来电话，请我驾车到飞机场接人。之后，他们两口子又请我们过去聚了一次，当时志刚还向我询问了一些有关申请学校和打工的事情。我对他们两口子的印象蛮不错的。

半年后的一天，卫红忽然打来电话，问可不可以与我单独谈一谈。

"可以知道谈什么吗？"我谨慎地问。

"是关于我和志刚的事情，反正一句话说不清楚。我知道你是学心理学的，也许你能帮助我理一理思绪，我实在是撑不下去了。"卫红答道。

第二天，卫红来到我的办公室，坐定之后就对我说："希望你能保密我在这里讲的一切。"

"那当然了，"我应道，"这是干我们这一行最起码的要求，也包括对我的家人。"

卫红会心地一笑，接着就讲述了自志刚来美之后，他们之间发生的一系列争执与冲突。概括起来，主要有三个方面：

第一，对今后发展去向的冲突。

志刚虽然人在美国，心里却念念不忘国内那几个哥们儿的一摊子事儿，他们已经在国内正式注册成立了公司，并来信邀他回去掌舵。志刚出国前，曾告诉他们，此次来美国，也是为了探测一下美国的市场行情。志刚说他从未想过要留在美国，尽管卫红不止一次地暗示过他。

第二，志刚现在出外打工，干的尽是零工粗活。

这与志刚原来在国内做的工作极为不匹配。志刚常抱怨，这样待下去，他很快就会变成一个废人。而对于卫红一再要他也上学的请求，志刚却始终无动于衷。"我已经学不动了，而且我本来就不是一个做学问的人"，志刚总是这般搪塞卫红。

第三，关于他们计划生育的事宜。

这是志刚家人的一桩心头大事，而卫红却明言起码还要再等五年。尽管志刚也不是立即就想要孩子，但他不满卫红这样一再地搪塞他。可卫红又能承诺什么呢？拿了博士学位之后还要找工作，找到工作之后又要过tenure（终身教职关），那根本就不是五年的事儿了。

眼下，志刚每天嚷着要回国去，他自言受不了在这里当"人下人"的日子，他要回国去当"人上人"。然而，他们两人心里都很清楚，志刚一旦回国，则意味着他们的婚姻必将结束。

他们曾共有过一个美好的家，一份共同的梦想。但眼下，他们已开始生活在两个不同的世界中，连睡觉都要分床了。

"难道我们的缘分就到此为止了吗？"卫红问我。

我没有出声，在等她答复自己。

"我不明白我想多读点儿书有什么错，难道我一定要拿我的婚姻去换哈佛的博士学位吗？难道我们有了各自的事业就不可以有共同的家庭了吗？难道我出国留学就是为了寻找新的情感归宿吗？"

卫红一气儿地问我。

我依然双眼注视着卫红，等待她答复自己。

面对我的注视，卫红略有些不好意思。她翻了下眼睛问我："你平时不是挺健谈的吗？怎么今天变得这么深沉？"

"我是在认真思考你提出的每个问题，我很想知道你是怎么想的。"我回答说。

"我正是因为想不清楚才来找你，如果我自己想得清楚，我干吗还来找你啊？"卫红也直视着我。

"你是想让我告诉你现在该怎么办？"我问卫红。

"这难道不是你们心理咨询人员该做的事儿吗？"卫红反问我。

"你觉得我有能力给你指点迷津吗？"我再问卫红。

"那你们做心理咨询的人到底怎么帮助人？"卫红略有些不高兴了。

顿了一下，她又说："你看，我已经讲了大半天的话，可你除了讲了几句同情性、理解性的话外，什么好话都没讲出来。这完全不像上次你陪我去机场接志刚时的那个样子，一路上谈笑风生，给我讲了那么多很有生活智慧的话，使我很受启发。我这次来找你，还以为你会接着开导我呢！"

卫红的话，代表了常人对心理咨询的误解。他们以为心理咨询只是为人出谋划策、指点迷津的。他们没有想到，这其实正是心理咨询之大忌。

想到这里，我对卫红说："卫红，我很理解你此刻的心情。你是希望我能直截了当地告诉你该怎么处理与志刚的关系。如果我们是在另一个场合谈论这件事，也许我会更加直接一些。但现在，我们是在咨询室里谈这件事情，而心理咨询的首要原则就是不要替人当家做主。所以，我希望能与你多做探讨，少做指教。我也希望我是在帮你拿主意，而不是在替你拿主意。这就是心理咨询与一般生活咨询的不同之处。所以，我不能直接回答你提出的问题。"

卫红听后，先是点点头，后又摇摇头。

"你有什么疑问？"我问道。

"我不习惯你现在的讲话方式。"卫红干笑着说。

"Yes，"我用英文答道，"因为我们现在不是在随便聊天，我们是在进行很认真的心理探索。"

接着，我向卫红讲解了心理咨询的一些基本原则和方法，并建议我们先见六次面。鉴于卫红的迫切心情，我答应她每周安排两次会面。

临出门的时候，卫红还不放心地交代说："你可千万别让志刚知道我来找过你，不然他会多心的。"

"放心好了。"我应声道，心里琢磨着她这句话的意思。

* * * * *

过了两天，卫红再来见我。她一脸的倦容，眼眶黑黑的。

"我越来越感到我们的缘分尽了。"卫红张口就说。

"嗯哼。"我应了声，示意她接着讲下去。

"上次来见你，我没有告诉你一件事儿。就是志刚已变得越来越狭隘了，他很介意我与其他男人来往。这段日子，他做了好几件极其无聊的事情，伤透了我的心。"

说到这里，卫红的声音略有些发哽。

"看来事态是越来越严重啊。"我评论说。

"是啊，志刚变得简直让我快认不出了。"

"志刚究竟做了什么使你伤心的事情？"

"唉，上个星期，他趁我上课之际，把家里的东西翻了个底儿朝天，找出所有人给我的来信，一一翻看。有几封信是我大学同学的来信，其中有一个男生以前追过我。他现在正在西北大学的凯洛格商学院攻读MBA。我曾与他联络，为的是替志刚了解申请到他那里上学的事情。可志刚看了这封信，却醋意大发，说我们这是旧情复燃，还扬言要打电话警告他。说实话，当初那个男生追我时，我并没有隐瞒志刚呀。志刚还让我自己选择，显得十分大度似的。怎么现在变得这么蛮不讲理的啦？我这也是为他好啊。他在美国拿一个MBA，回去办他的公司，也多一份资本嘛，他怎么就这么不明事理！"

"志刚误会了你的苦心，你感到很伤心。"我张口说。

"还有呢，我这学期选修了一门研究方法的课程。为完成一份作业，我要分别采访二十名美国学生、二十名中国学生，比较他们在学习动机上的差异。其中有些人是通过朋友介绍认识的，我一下子联系不上，就分别给他们在电话上留了言。结果人家回电话时，志刚都没有好气，特别是对咱们中国的男同胞，更是严加盘问。弄得人家都不敢再与我联络了，你说这事儿可气不可气？"

卫红的脸开始有些涨红。

"所以你很生气志刚这样影响你的学业。"我应声说。

"有时候我上课回来晚了，他也不高兴。怪我从中国专门雇他来伺候我，当我的保镖、管家、用人、信差、狗腿子。可他呢，能一天到晚地坐在电视机前看电视，就不能自己做顿饭？他也不是不会做饭的。"

"所以你希望志刚能多分担你的压力。"我插嘴说。

"对呀！什么是家，家不就是两口子共同分担家庭的责任嘛，你说是不是？"卫红问我。

"你对家的理解很实际啊。"我反问。

"我能不实际吗？这又不是在谈恋爱。说实话，早知志刚是这个样子，我绝对不会让他来美国的。现在他来了，我们两个人都活得很辛苦，干吗呀！"

卫红滔滔不绝地抱怨着。

等卫红停下来，我问她："志刚变化这么大，使你感到难以再共同生活下去，那你觉得你自己又有什么变化呢？"

"我——，我承认我也变了，用志刚的话来讲，我变得更加冷漠了，更加书呆子气了，更加在乎名利了，更加没有女人味儿了。"

"那你怎么看待志刚对你的这些指控？"我又问卫红。

"我承认志刚讲的这一切都是事实，我是不像以前那么纯情可爱、温柔体贴了。可这儿是一个充满竞争的社会，我又要读书，又要写作业，又要打工，又要争取奖学金，现在还要操心志刚的事儿，我能不变吗？"

我点一点头说："是啊，你是活得很辛苦。"

"说实话，在国内读书，我从小到大都是受宠的对象，可在这里读书，有谁宠过我？我要在这里生存下去，又有谁来帮助过我？这些苦，我都一个人承担了，可志刚还是不能理解我，还嫌我这也不好，那也不对的。我真是——，唉。"

卫红重重地叹了一口气。

我也随着叹了口气。

之后，卫红忽然提高嗓门说："我就是不明白一点，我来美国，不就是为了多读一点儿书吗？难道女人就不能比男人多读些书吗？难道女人就一定要做成功男人背后的影子吗？难道男人就不能屈尊做一回女人的'狗腿子'吗？"

卫红的嘴角一颤一颤的，越说越激动。

见此，我插嘴说："卫红，我知道你受了很多委屈。我也认为你提出的问题都是实实在在的问题。我能理解你此时的心境，因为——"

"理解管什么用，"卫红忽然打断我的话，"我们谈了这大半天，你都没有给我提出一个实实在在的建议，我不明白，我给你讲这么多废话有什么用？"

"卫红，你指望我对你说些什么呢？是劝你们和，还是劝你们散？"我反问。

"是和是散，是我们自个儿的事儿，你就不能提出一些具体的建议来帮助我化解当前的危机吗？"卫红两眼逼视着我。

我感到了卫红对我的愤怒，但我一点儿都不觉得意外。因为在一定程度上，这是典型的移情表现。也就是说，卫红在将她对志刚的愤怒发泄到我身上来了。而按照"精神分析"学说，认识和化解这种移情表现，是化解一个人心理困惑的关键。我想我一定是在什么方面使卫红想起了志刚，才使她产生了这样的移情反应。

想到这里，我问卫红："我听得出你对我有不满的地方，你能告诉我，你不满意我什么吗？"

"我——，我不满意你总是在回避矛盾。我来找你，是希望你能帮助我出谋划策，解决我当前的家庭危机。可你总是在躲躲闪闪的，好像生怕承担什么责任似的。我最讨厌那种不敢承担责任的男人。"卫红愤愤地说。

"噢，你说你不喜欢不愿承担责任的男人，你可否讲得具体一些？"我客气地问。

卫红略提高嗓音说："身为一个男人，说话办事就应该果敢利索，旗帜鲜明。那样才能给女人以安全的感觉，就像棵大树一样，而不是像根稻草。无论遇到任何困难，男人都应该挺身而出，想尽办法去加以克服，而不是躲在一旁，悲叹自己的不幸与无能，等待女人去替他擦屁股。"

"你觉得我为你咨询的态度不够旗帜鲜明，有点儿像志刚现在的样子，是吗？"

"是的！"卫红干脆地说，"其实我早就有这种感觉了，只是碍于面子没有明讲出来。说真的，我不知道我们这样谈下去，对我还会有什么用处。"

正在此时，我的电话铃响了，是下一个要来见我的人来了，我起身送卫红出门。

临别时，她对我说："请你不要介意我今天的直率。我跟你谈话，总的感觉还是很不错。我很欣赏你能善解人意的功夫，要是志刚有你四分之一的功夫，我们也不至于吵得这么凶。"

"感谢你对我的肯定，我会认真思考你提出的问题的。"我回答说。

* * * * *

那天见完卫红，我耳边回响着她说过的话。

我能理解她内心的苦衷，但我也发现她思想上的两种倾向：一是自我中心的倾向，二是依赖他人的倾向。

作为前一种倾向的表现，卫红在谈话中反复谈的都是"我"的感觉，而很少谈到"我们"的感觉。也就是说，卫红在思考中，没有充分考虑到志刚的感受和利益。其实，她最初联系出国留学及后来联系到哈佛读博士，都是背着志刚做的，这都很能说明问题了。

作为后一种倾向的表现，卫红表面上是在指责志刚没有勇气承担责任，给她以大树的感觉，实际上却是为自己不敢承担责任而开脱。这说明她没有看到自己也存在问题，也没有足够的勇气去面对现实。

所以，我决计在以后的会面中，着重跟她讨论这两种思想倾向，以帮助卫红更好地认识自我、把握自我，克服当前的危机。

两天后，卫红再来见我。她那天迟到了十多分钟，气喘吁吁地进了门，直抱歉下课迟了。等她坐下来，我们先聊了些学习上的事情才引入正题。

"你上次在谈话中讲，希望我能给你明确地提一些建议，所以我今天想与你讨论两个我观察到的问题，我希望这能帮助你更好地认清自我，处理好当前的危机。"我开场白道。

"嗯，你说吧。"卫红望着我。

"第一个问题是，我发现你在谈话中谈了很多你的苦衷，倒没怎么听到你讲志刚有什么苦衷。当然，我理解志刚近来的变化令你很失望，但我想志刚的变化也是有着深刻原因的。你说呢？"

"志刚当然也感觉很苦。他为了我不惜蒙骗家人，牺牲了在国内的事业发展，眼下又在打工受苦。我从来没有说志刚不能吃苦，我只是说，我不能理解他为什么不能更坚强一些，像个男子汉那样，去承受生活中的种种挫折和磨难，况且我们的生活不可能总是这个样子吧。"卫红说。

"卫红，现在我们是在谈志刚的感觉，怎么又说回你的感觉了？"我插嘴说。

卫红皱了下眉头说："嗯，反正志刚的感觉也很苦，我也说不清。"

"你与志刚是夫妻，每天都在一起，怎么可能说不清志刚的感觉呢？"我又问。

"我就是讲不清嘛，而且我现在跟志刚在一起，都不怎么说话啦，要想听，你去直接问志刚好了。"卫红不耐烦地说。

"卫红，你不能说清志刚的感觉，你不觉得这很说明问题吗？"

"说明什么问题？"

"说明你们之间缺乏沟通，说明你不够理解志刚。"

"我怎么不理解志刚，不理解他，我怎么会与他结婚？"

"那你又怎么解释你们现在面临的婚姻危机呢？"

"怎么解释？是志刚变了，他变得俗气了、狭隘了，不像以前那样能理解人，也不像以前那么有闯劲儿了。"

"所以，你觉得是志刚的变化造成了你们之间的婚姻危机，是吗？"

"至少大部分是这样吧。"

"那你呢？你觉得你的变化占多少比重？"

"我变了什么？我变来变去不就是为了多读几年书，这又有什么不妥的？"

"问题就在这里了。你瞧，你总是在强调自己出来读书是无可非议的。从你在国内背着志刚联系出国留学，到拿到硕士学位后来哈佛读博士，再到现在让志刚出来陪读，你始终认为自己的所作所为是无可非议的，是可以理解的。所以你感觉是志刚影响了你的学业，拖了你的后腿。你不觉得你在这件事情上，你为自己想得太多，而为对方想得太少了吗？"

我终于说出了我一直想说的话。

卫红迟疑了一下反问我："噢，照你这么说，难道我立即从哈佛退学，随志刚回国经商去，就是多为对方着想了吗？难道我事事都顺着志刚才算得上是一个好妻子、好女人了吗？难道我结了婚就不可以替自己着想了吗？"

"我不是那个意思，我只是感到，你与志刚之间很缺乏沟通，在某些重大事情的决策上，你是采取了先斩后奏的做法，这样势必会影响你与志刚的感情。你觉得呢？"我又问卫红。

"我承认我在留学和来哈佛读博士这两件事上，是先斩后奏了。但我不那么做，能出来吗？特别是从国内出来那次，如果我听从了志刚的劝告，等候国内的公派机会，恐怕现在还在排队呢。"

"可惜，你并没有坦诚地与志刚讲明这一切呀，而是采取了以既成事实的方法来逼志刚接受你的打算，你不觉得这么做有问题吗？"

"可我这是为了读书呀，又不是为了什么别的事儿！"卫红不甘地申辩说。

"但在夫妻关系上，这又有什么区别呢？"我反问。

卫红不再说话，眼睛斜望着地毯，过了很长时间才开口说："你是说，如果我与志刚早讲明这一切，志刚或许会支持我的？"

"你说呢？"我再问卫红。

接着，我又提示她说："我相信志刚也一定是很出色的。不然，你不会选择他做丈夫的，是吧？而现在，你们已变得形同陌路，难道这都是因为志刚不够理解你吗？"

听了我的话，卫红说："志刚近来总是说我太自私了，难道我真是那么自私吗？"

"你好好想一想。不过我想，志刚说这话，不会是一点根据都没有的吧。"我评论说。

这时候，我们会面的时间又到尾声了，我起身送卫红出门。望着她一脸沉思的样子，我知道我的话她听进去了。

* * * * *

过了三天，卫红按约再来见我。

她一坐定就告诉我，那天与我会面后，她试着与志刚认真地谈了两次话，谈到了他们两人自从卫红出国以来产生的所有冲突。她首次向志刚承认了自己在留学的事情上只想着自己，没为志刚想太多。志刚也为自己来波士顿以后给她带来了许多的干扰而抱歉。但对于未来的安排，志刚还是坚持要回国发展，他不愿再这样在美国混下去，而且他也不主张卫红为了他就牺牲在哈佛的学业。所以志刚打算尽早回国去，至于以后的事情，只有听天由命了。卫红感觉到这是一个很痛苦的决定，却也无可奈何。

"你对这次谈话感觉怎样？"我问卫红。

"我觉得我们终于又可以心平气和地讨论问题了，我们好久没有这样谈话了。我感到既高兴，又悲哀。"

"噢，请你讲得具体些。"我很高兴卫红能与志刚沟通了。

"高兴的是，我又可以跟志刚开诚布公地沟通思想了，我终于看到志刚原来的样子了。我也感到我们彼此还是深深爱着对方的。所以，我感谢你在上次谈话中那样尖锐地指出我的问题。"

我点点头，示意她讲下去。

"但伤心的是，我和志刚都明显感觉在失去对方，因为我们不再有共同的语言，也不再有共同的梦想，有的只是共同的回忆、共同的无奈。"

说到这里，她抬起头来，凝视着前方，接着说："你这幅画挺有意思的啊，挂在这儿倒是挺合适的。"

"合适在哪里？"我问。

"合适在——，唉，每个人的婚姻要总是像这幅画中的两只小鸟那样投机，那样悠闲自在就好了。我不知道我们俩还会不会回到以前那样，像这两只小鸟似的。"

"是啊，这真是很难说的事。"

卫红转过脸说："我真的感到我与志刚缘分尽了，真的。"

"所以呢？"我问。

"所以志刚要是坚持回国去，我就不再阻拦他了。我会竭力帮助他准备好回国发展所需要的东西，我希望看到他重新振奋起来，而不是现在这个样子。"

"是的。"我点点头。

随后卫红又说："但我真的舍不得志刚就这样退出我的生活。今生今世，我就爱过志刚一个人，如果真的与他分手，我想我是不会再爱上另外一个人了，真的。"

过了一会儿，我问卫红："那你打算怎么办呢？"

"我不知道，我只能跟着感觉走了。也许我从哈佛毕业后会回国工作的，但我不知道到那时，我和志刚是不是还能接受彼此。"

"那你有没有与志刚谈过你的这些想法？"我又问。

"谈过,他只是说,他已经为我牺牲得够多的了,他也不想让我为他牺牲什么,所以只能各行其道了。"

"那你怎么看?"我再问。

"我也说不清,我什么都不想失去。如果就这样与志刚分手,我感到真的欠他很多。"

显然,卫红已经意识到我前面观察出她的第一个问题,即她的自我中心给志刚带来了不少的伤害。由于她主动向志刚表示了歉意,志刚也转变了往日的粗暴态度。这使得他们两个人的沟通有了很大的改进。但对于将来的发展,他们仍难以取得一致的见解。所以此时,我要帮助卫红的,就是让她能主动承担责任,而不再回避矛盾,以助她克服依赖他人的心理,这正是我要与她谈的第二个问题。

想到这里,我对卫红说:"上次与你会面,我说要和你讨论两个问题。你还记得吗?"

"记得啊,实际上我们上次会面只讨论了一个问题,那另一个问题是什么呢?"卫红问我。

"那就是,我发现你在谈话中,批评志刚在困难前面不够有勇气面对现实,却没怎么谈到你自己有没有勇气去面对现实。"

"你具体指什么?"

"我是指,你在看待你们当前的婚姻危机时,显得有些患得患失的,好像在等待志刚拿主意。"

"怎么患得患失的?"

"就像你刚才说的,你和志刚都感觉在失去对方,你们已不再有共同语言和梦想了,有的只是对往事的回忆。但我看不出你下一步要采取什么具体行动。包括来这里咨询,你好像也是在期望别人能给你什么现成的答案。但我不能这么做,我能做的,就是与你一起找出这个答案。"

"是啊,"卫红沉吟了一下,接着说,"我和志刚有过一段刻骨铭心的爱,现在还深爱着对方,要是我们就这么分手,我还是不能接受的,我怎么能不患得患失呢?"

"所以,你还是在等待。"

"等待什么？"

"等待别人或时间来替你做主。"

"这——，我倒想问你，你要是我的话，碰到这么大的难事儿，你该怎么办呢？"

"我想我会像你一样感到十分为难的，但有一点我是很清楚的，就是无论最后结局是和是散，这都不可能是一件两全其美的事情。"

"你还是没有回答我的问题啊。"

"那你指望我怎么回答你呢？"

一时，我们两人都没有再说话。我想让她有片刻的思考。

经过一段时间的沉默后，卫红开口说："我知道你一直想让我自己决定自己的命运，其实我也不是那种患得患失的人。但对于我和志刚的这段婚姻，我总希望会有什么其他出路。"

"噢，什么出路呢？"

"比如，我将来会在美国的一所大学教书，而志刚能代表国内的一家什么外贸公司长驻美国，那样我们不就还会在一起了嘛。"

"那你有没有与志刚谈过这种想法？"

"谈过了，但志刚认为这不现实。"

"他是怎么说的？"

"他说，要么就老老实实在国内待着，要么就想方设法在美国待下去，不可能夹在中间过日子，做一辈子夹缝人①，那样会活得更辛苦的。"

"那你怎么看志刚说的话？"

"嗯，志刚说的有道理，人是不可能既做美国人，又做中国人，那么两全其美的。但人总可以尽量地扬长避短，找到最佳的生活方式吧。"

"那么你认为，何以为长，何以为短呢？"

"这长嘛，人可以脚踏两只船，并收中美文化，广增见识，开阔视野。连志

---

① 夹缝人（marginal man），指人就像报纸中两栏字之间的夹缝那样，虽然两边都够得着，却哪边都不属于。这种精神苦恼一直是海外"留学生文学"的一个重要内容。

刚自己也都承认，出国不出国，感觉就是不一样。我出来这些年，感到自己在看问题的方法上有了很大转变。"

"是吗？那你讲讲看。"

"比如，我看问题变得更积极、更主动了。在国内，许多事情都要靠单位领导去安排，人活得倒是省心了。在这里，什么事儿都得靠自己安排，你自己不努力，是没人会主动想起你的。所以，在美国，人总是生活在危机当中，指不定什么时候就会出现什么意外情况。"

"你说的很有道理，我深有同感。我有个朋友烦透了国内的铁饭碗，过分看重这碗洋饭，结果很失望。我安慰他说，铁饭碗虽然举着沉些，但它摔下去不会碎；瓷饭碗举着轻手，却不禁摔，一摔就碎。所以，铁饭碗也好、瓷饭碗也好，也是一分为二的，都别把它们看扁了，没法儿说哪一种饭碗就百分之百地好过另一种饭碗，你觉得呢？"

"对呀，来美国生活，使我真正体验到铁饭碗的牢不可破和瓷饭碗的弱不禁摔。我有的朋友来了这儿后，还老是怀念咱国内的铁饭碗呢。唉，人活着，就是这么矛盾，有得也有失；有失呢，也有得。"

"是啊，你说的太对啦，那你觉得这对于你当前的婚姻危机，又有什么启发呢？"

卫红不禁苦笑了几声，无奈地摇摇头，没有立即作答。

屋子里顿时又沉静下来，静得连门外有人上下楼梯都可以听得清楚。

卫红耐不住这沉静，打破沉默说："你刚才的提问我每天都在想，却总是想不清楚。"

"怎么想不清楚？"

"我虽然与志刚吵得这么凶，但我仍然还爱他。"

"你爱他什么？"

"我爱他的气质，我爱他待人诚恳，我爱他很会张罗事儿，我爱他仪表堂堂，多了。"

"所以，你舍不得他从你的生活中消失。"

"那当然了。唉，真是太可惜了，志刚现在不能与我同心同德。要不然，我该多满足啊。"

"那你自己有没有可能与志刚同心同德呢？"

"难啊，要是我顺了他，我又不愿意牺牲我现在的学业和将来的事业发展。可要是满足了我，我又不愿勉强他在美国这样混下去。所以，我们之间的矛盾，不是谁自私谁不自私的问题，也不是谁愿意为谁做出牺牲的问题，更不是谁不再爱谁的问题。"

"很好，就照这个思路说下去。"我对卫红点点头。

"我真不舍得就这样失去志刚，他其实对我很好的，也为我做出了许多牺牲。唉，天底下这么大，怎么可能就没有我们俩婚姻的出路呢？"卫红眼睛里露出忧伤。

我赶紧问："那你们有没有想过什么具体办法来调解你们之间的冲突，继续维持这段婚姻呢？"

"想过了，但实在无法统一认识。"

"主要在哪些方面？"

"主要在将来的发展方向上和生孩子上。我想留在这里创业，他想回国去发展；我不想在近五六年内要孩子，可他等不了那么久……唉，我们都谈腻味了，不愿再谈了。"

"所以呢？"

"所以——，所以我们只能面对现实了！"

"什么现实？"

"我们不得不分手的现实。唉，你干吗老这么逼问我？我来找你，就是想找个旁人讨论讨论，看看我们的婚姻还有没有救。"

"我没有想逼你。我想知道，你有没有与其他人，特别是你的家人谈论过此事？"

"唉，在这里很难找到个知心朋友，大家不是忙功课，就是忙打工。而且就算谈，是和是散，也是旗帜分明的，不像在你这里谈得这么深入。"

"那你的家人呢？"

"家人那么远，我只跟他们简单讲了讲我们之间的冲突。而且他们是远水，解不了我们这边婚姻危机的近渴啊。"

"那你也打算像上次上哈佛那样，到时候把你与志刚分手的决定通知家里就完事啦？"

卫红没有吭声儿。

"卫红，你前面几次提到，你不习惯我对你讲的话不做表态，那我现在就表一回态，通过我们这段时间的谈话，我发现你在处理问题时有两个特点：一是凡事先做了再说，二是做事务求尽善尽美。我不能说你这两个特点是好还是不好，我只想说，凡事都有两面，得中会有失，失中会有得，这就像你自己刚才讲的那样。但你在考虑问题时，似乎总是在考虑得，被挡住了视野。"

"你是什么意思？"

"我的意思是，你到现在都没有讲出你对出国留学之所失的认识。还有，到现在你还没有同家人充分交流你跟志刚的冲突，好像总是想瞒着什么，你是不是担心跟家人说清楚，他们就可能会站到志刚一边？可老这么瞒，又能瞒多久呢？到时候，冷不丁儿打个电话给家里，再来一次先斩后奏，你想，家人们会怎么想？"

"我没有与家人通报我们的近况，是因为我不想让他们操心。而且人遇到矛盾冲突，都会本能地先考虑自己的利益。"

"这就是了。你说你先考虑自己的利益，是只考虑得，不考虑失，还是得失一起考虑呢？"

"那又有什么不同呢？"

"当然不同了。如果你在考虑问题时，只考虑得，不考虑失，则势必会出现层层误差，陷入无穷的被动，你说是不是？"

卫红点点头说："你刚才说我做事患得患失的，嗯，我现在明白了，你就是指人不能总是只想到得，而一想到失就受不了，就不能接受，你是不是想让我看到这一点？"

* * * * *

我使劲地点点头。

志刚终于回国了，卫红又可以专心于哈佛的学业了。

对于两人的未来，他们谁也没明说什么，他们都需要时间来冷静地考虑这一问题。但卫红不再抱怨志刚无能了，也能够真正理解志刚的心思了。用卫红的话来讲："我来美国求学，是希望能改变自己的命运。没想到，我在改变自己命运的同时，命运也在改变着我。"

卫红还说："我总算想通了，在我们当前这场婚姻危机中，是不可能有两全其美的结局的。我们想追求各自事业发展这个得，就要承受得了我们婚姻有可能解体这个失；而若想避免家庭解体这个失，我们就必须彼此做出某种妥协，以换取我们能在一起这个得。所以，我们都需要静下心来，多反省反省自己，多想想对方的处境和心情，也包括长辈的感觉。志刚说，我们还是有缘分的，只是这两年的生活变化太大，使我们彼此不能再适应对方。但我们本质上还都爱着对方，所以我们没必要急着决定我们该怎么办。我与志刚的缘分尽与未尽，只能让时间来告诉我们了。"

卫红与志刚的缘分到底尽了没有，我不得而知。

但我相信，时间，一定会给他们一个明确答复的。而无论其最终结果如何，卫红都会变得更加成熟而富于自我批评精神的。

而这，就是我所能帮卫红的忙。

"我们的缘分尽了吗？"这个问题只有卫红自己才能说得清。

个案分析

1. 卫红的自我中心思想表现在什么方面——心无灵犀一堵墙

出国留学之何所得？何所失？

这是每个出了国的人经常思考的问题。人们想来想去，恐怕也只能得出与卫红相同的结论：人生之有所得，也必有所失；有所失，也必有所得。

在本咨询中，卫红为了追求更多的学问及更高的学历，不惜牺牲个人的婚姻。但卫红没有认识到自己的责任，把婚姻失败的责任大多推到志刚身上，埋怨他变得狭隘、懒惰、脾气暴躁，没有进取心。殊不知，志刚在美国活的是人下人的感觉，正处于人生的低潮之中，他能有什么更好的表现？

与此相反，卫红由出国留学及到哈佛读博士学位，再造了她人生中的辉煌，一步步都很顺利。纵使她要打工挣钱，也只是前进中的暂时困难，黎明前的黑暗。哪像志刚那样，夜茫茫不见光明路。

所以，卫红在美国得到了自尊的满足，而志刚在美国感到的尽是自卑。

这正是卫红所忽略的一点。

卫红百思不解的一个问题是，自己多读几年书有什么不对。的确，没有人可以直接说她做得不对，甚至可能还会有人称颂她这是妇女独立意识的觉醒。但卫红没有充分思考的问题是，事业与家庭的冲突，不是一个孰是孰非的问题，而是一个得失平衡的问题。

难怪卫红每言及此，都会理直气壮。

卫红不是不关心志刚，也不是不想维持这个家，只是她对志刚的苦衷乃至志刚对她的辱骂已变得麻木了。她与志刚之间已由异床同梦变成同床异梦，再无当初那份"身无彩凤双飞翼，心有灵犀一点通①"的劲头儿了，有的只是"谁做谁的狗腿子"之类的争吵和埋怨。这绝不只是志刚一个人的问题吧。

可惜，卫红却对这一点认识不足。

卫红对自己的前程义无反顾，志刚也无心去耽误她的前程；志刚不愿在美国沉沦下去，误了自己，卫红也对此无可奈何。所以，他们只能拥有过去，难再拥有未来，这样的婚姻究竟还能否维持下去，那只有看两人怎样摆平这一得失关系啦。

面对他们的婚姻危机，卫红一直在指望着志刚改变主意，给她以"大树的感觉"。可此时此刻，志刚又能拿出什么令卫红满意的主意呢，他为她牺牲的还不够多吗？

凡此种种，都是卫红思想中自我中心的表现。

———————————————

①此诗句出自唐朝著名诗人李商隐之《无题》。

2. 卫红依赖他人的心理表现在什么方面——依赖与自助

卫红来找我咨询，是希望我能像上次去飞机场接志刚那样，在谈笑风生中，给她以许多生活的启迪。但作为心理咨询人员，我不愿充当卫红的"指路人"。这是与心理咨询之"助人自助"的主旨背道而驰的。

在这种指望落空后，卫红对我表达了相当地不满，并在潜意识中，把我视为志刚那样不敢承担责任、不敢面对现实的人。她的这种移情表现，说明她渴望有人去承担她的心理压力，直截了当地给她指点迷津。

卫红在国内求学，一直是老师心目中的掌上明珠，这使她期望无论在哪里，都会有人去肯定她、欣赏她。就是后来到了单位上班也是一样，备受重视，自己不需要操心太多。卫红来美国求学之后，饱受生活的磨炼，仍渴望有人会娇她、宠她，而不要活得这么辛苦，这么沉重。因此，卫红当前面临的问题，不仅有不再与志刚志同道合的困惑，还有从受宠到失宠、从依赖到独立这样一个适应中的失落感。其实，卫红本身是具备那种独立能力的，她能在美国闯荡得这么成功就足以证明这一点，只是她需要时间来逐步调整自我。

所以，面对卫红的婚姻危机，我作为一个心理咨询人员，是不宜做任何直接的劝和或劝散的事情的，那只是一般朋友之间相互安慰所做的事情。我要做的事情，是帮她解析问题的心理因素，以厘清思路。

具体地说，我发现卫红身上的自我中心表现，严重地影响了他们夫妻之间的感情交流，而卫红却对此不以为然。她在做自己的事情时，可以放开手脚，敢作敢为；可是在碰到触及个人利益的事情时，就变得缩手缩脚，难以决断了。这是因为她在潜意识中，过于自恋了。

由此，我希望通过我的咨询，让卫红能够认清自身的问题，而不是老是为自己的行为辩护。

凡此种种，又都是卫红的依赖心结所在。

3. 卫红的人格结构中存在什么问题——儿童式自我与父母式自我间的徘徊

在为卫红的咨询当中，我还发现她人格中的"儿童式自我"和"父母式自我"很不协调。

具体地说，卫红虽然已长大成人，却仍渴望周围人都能欣赏她、顺从她。一旦这种感觉得不到满足，她就会产生一股强烈的自艾自怜的情绪体验。特别是在与志刚的关系上，她希望志刚能随时随地地理解她、支持她，且不够在乎志刚现在的心境如何，对他的尊重很不够（譬如，志刚当初放卫红出国，让她打胎，后又放弃自己在国内的事业发展出来陪读，这一系列的让步，看似一种理解和支持，实际上都是在迁就卫红）。这都是她"儿童式自我"的典型表现。

另一方面，卫红思考问题黑白分明，不够灵活。她把"多读几年书"看成大是大非的问题，而不是得失平衡的问题。由此，卫红分不清追求真理①与生活智慧之间的差别，不能完全体会得失之间的辩证关系（譬如，卫红在很长时间内都不能面对上哈佛读博士与婚姻危机的冲突，因为她不能牺牲其中任何一方）。这又是一种"父母式自我"的典型表现。

卫红在"儿童式自我"与"父母式自我"之间徘徊，缺乏自主精神和反省意识。在心理学上，这是一种人格缺陷的表现。所以表面上，卫红虽然很具闯劲儿，也很有独立性，但内心深处，她仍想做个受人呵护的小女孩，并易于苛求他人。

---

① 在我们的谈话中，卫红不止一次提到，哈佛大学的校徽"Veritas"在拉丁文中表示真理，所以对她来说，上哈佛大学，就意味着追求真理。

针对她的这种"儿童式自我"和"父母式自我"的极端表现，我主要采用了"交互分析疗法（Transactional Analysis Therapy）"[①]，力图帮助卫红将自我定位在"成人式自我"上，辩证地看待当前的这场婚姻危机及其得失，积极地面对现实，而不再沉湎于"儿童式自我"和"父母式自我"的思维及行为方式中。

卫红学会客观地看待当前的婚姻危机，是对她人格成长的极大促进。

咨询话外音

作为心理咨询人员，我对卫红的婚姻危机有什么感触

什么是缘分？缘分不就是心灵上的沟通嘛。

如果两个人不再有心灵上的沟通，那还谈什么缘分？而如果想保持这段缘分，双方就必须想方设法保持这份心灵上的沟通，这通常包括相互的谅解和必要

---

① "交互分析疗法"由伯恩（Eric Berne，1910—1970）创立于20世纪50年代，其主要观点有：

第一，人格由三种自我状态组成："父母式自我（Parent Self）""成人式自我（Adult Self）"和"儿童式自我（Child Self）"。其中 P 代表父母的价值观，是其内化的结果，偏向权威化；A 是个人对外界环境的客观反应与评价，它既不情绪化，也不权威化；C 是人格中的儿童欲望与冲动的表现，是其本能部分，偏向情绪化。这三种自我状态，构成了人格冲突与平衡的基础。

第二，人皆渴望得到他人，特别是得到生命中重要人物的爱护与肯定。这通常包括父母、师长、领导、朋友、恋人等。个人在人格成长中得到关爱与肯定越多，则其人格冲突便越少，自信心则越强。正面的"父母式自我""成人式自我"与"儿童式自我"之间的交互作用，会产生积极、正面的生活脚本（life script）。反之，则会导致不良的人格表现，使人在交往中充满焦虑和自卑。

第三，心理咨询的目的，在于使来询者成为一个统合之人（integrated person），使个人从"父母式自我"与"儿童式自我"的交互模式中解脱出来，增强"成人式自我"的效能，而不再受他人的支配。由此，学会与人建立亲密的人际关系，并在交往中学会自我反省，是"交互分析疗法"的核心任务之一。

第四，在操作技巧上，"交互分析疗法"十分强调倾听分析的作用。它旨在推动来询者深刻反省其人格中"父母式自我"与"儿童式自我"的冲突，以"成人式自我"的眼光来审视个人的生活脚本，积极地面对生活中的种种挑战，增强自信心。

的妥协。

这正是我替卫红做心理咨询所追求的目标。

为卫红咨询后，我曾多次设想，如果卫红没有出国，她的生活会是什么样子的？

或许她现在正牵着一个三岁的小男孩，随志刚参加各种生意上的应酬；或许她已不再指望公派出国，而是等生意发达后自费出国，反正都是一样的见世面；或许她现在已经变成了一个精明的生意人，令志刚刮目相看；或许她已不愿纯做学问了，而是开始追求人生的另一番风景……

当然，卫红还是会与志刚吵嘴的，但那也是为了什么生意上的投资，什么家务事上的分摊，什么样的朋友可交，或什么幼儿园该让小刚（要是他们给孩子起这个名字）上之类的事情。

总之一句话，他们还会共有一个梦，同睡一张床。

但卫红选择了另一条人生之路，而且已经走了很远。她不可能再回头了，尽管志刚一直在后面大声喊叫：妹妹，你别再大胆往前走了。

置身于哈佛，卫红遇见那些远道而来、朝拜哈佛校园的游人，可能会感到几许满足、几许自豪，因为她是属于这片土地的；但望着他们成双结对，携幼扶老地轮流在哈佛坐像前拍照留念，卫红又可能会感到几许伤感、几许惆怅，因为志刚已不在她身边了。

卫红可能会为此感到无尽的困惑和遗憾……

可这，毕竟是她自己选择的路。

这就是生活，这就是选择，这也是我作为一个心理咨询人员，对人生的感叹。

人生的路就是这样一步一步走出来的，心理咨询人员也只能帮助"行人"尽量认清自己要走的路。

婚姻带给我们的人生思考

俗语有言，"婚姻是爱情的坟墓"，好像意味着爱情一旦到了婚姻阶段就无须再多经营。这实际上是非常错误的一个观点。

爱情需要保鲜，而婚姻亦需要夫妻双方的共同维护。

在今后漫漫几十年的人生旅途中，我们需要理解爱情有它自然发展的规律。如下图所示，爱情并非一直都是一帆风顺的，它在进入婚姻之后必将经历更多风雨的考验，更需夫妻双方的用心呵护。

爱是婚姻生活中的一种重要元素，它需要知识和努力。如果不努力发展自己的全部人格并以此达到一种创造倾向性，那么每种爱的尝试都会使婚姻失败。如果没有爱他人的能力，如果不能真正谦恭地、勇敢地、真诚地和有纪律地爱他人，那么，人们在婚姻生活中也永远得不到满足。

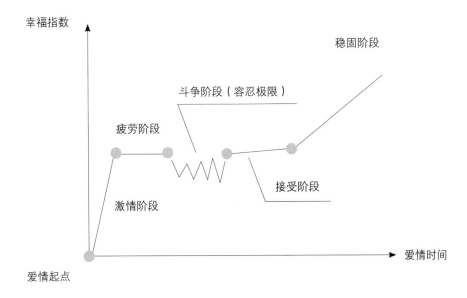

爱情发展轨迹图

心理咨询
小知识 | 心理学上第一个有记载的实验是什么时候做的

　　人类历史上第一个有记载的心理学实验是在公元前7世纪做的。古埃及有一个名叫Psamtik I的国王，他为了证明埃及人是世界上最古老的民族，将两个出生不久的婴儿带到一个遥远的地方隔离起来，每天由人供给他们食物饮水，却不许与他们讲话。

　　该国王设想，这两个与世隔绝的孩子发出的第一个音节，一定是人类祖先的语言了。他希望这个音节是埃及语中的一个词。待这两个孩子两岁时，他们终于发出了第一个音节"Becos"，可惜，埃及语中没有这个发音。于是，这位国王伤心地发现，埃及人不是人类最古老的民族。至于哪个民族是世界上最古老的民族，他不再操心了。好在他还是把那两个孩子带回了"人间"。

　　该国王把小孩子的偶然发音当作人类最古老的语言，这不但使他大失所望，也使心理学史的第一个实验"出师不利"。怪谁呢？

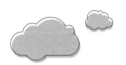

个 案 篇

第 10 章 走出心灵创伤的深渊

———————

帮助一个人根除他心灵中的创伤，不仅需要给予关心与理解，还需要有一定的心理咨询和治疗的技巧。在本咨询手记中，我成功地帮助了一个饱受创伤折磨的人走出了他自我封闭的世界，学会了与人正常交往。在这当中，我充分体会到了患者家属所承受的痛苦，也帮他们纠正了照顾患者中的偏差。我们齐心协力迎来了患者康复的春天。

——题记

与慕贤相识完全是受朋友之托。

慕贤今年二十七岁，可他的有些言行举止还不及一个十七岁孩子的水平。慕贤极愿与人聊天，可别人与他聊天却是一件很困难的事情。他的思维是跳跃式的，他的讲话很不连贯，常常是一件事情还没说完就聊起另一件事情，而且两者之间可谓风马牛不相及。

比如，在聊起波士顿最著名的篮球明星拉里·伯德时，他会突然说起海湾战争的局势；或者他给你打来电话，上来就问你布什总统是否会连任。与他谈话，我时常会感到莫名其妙，而他竟毫无察觉。

慕贤处事也不够成熟。有时候他与我通电话，可以侃侃而谈，毫无时间观念。我一再给他暗示要挂电话了，他却毫无反应，必须要我明言，才会恋恋不舍地放下电话。有时候他打来电话，我正忙着，告诉他我得空会给他回电话。不想他会每隔二十分钟再打来电话，问我忙完了没有。

有时我觉得他这样做挺可爱的，有时又觉得挺可怜的。

以自我封闭的方式来应对外界的压力

慕贤的生活中曾有过一段很不幸的经历。

慕贤的父母都是20世纪50年代归国的留美学生。当年，他们满怀热情，回到祖国的怀抱，希望能为建设新中国而大显身手。可惜，他们在受尊重的同时，也受到了怀疑。他们虽躲过了"反右"的大难，却没有逃过"文革"的大劫。"文革"开始后不久，他们就因"特嫌"而被隔离起来，留下慕贤和他的姐姐慕洁一同生活。

当时，慕贤才五岁，慕洁也只有八岁。

他们姐弟俩被赶出了家门，暂住到保姆家里。可一向谦顺热心的保姆此时突然变了脸，她不再把他们姐弟俩当作主人家的孩子，而是当作"黑帮"崽子。

于是，他们成了众多孩子欺负的对象，小小年纪就被小孩子们拖去游街，挂牌子，戴高帽，坐"飞机"（指被斗时双臂向后、弓背曲身的姿势）。他们成了小孩子们玩批斗会游戏时的特串反面角色。

如此过了两年，他们的姨妈把两个孩子接到了广东。虽然慕洁没有因为这两年的不幸遭遇而改变性格，慕贤却彻底变了个人。他变得沉默寡言，动作迟缓。他无法与人正常交往，似乎永远生活在自我的世界当中。

如此又过了三年，慕贤的父母被释放了出来。一家人历经浩劫，终于团聚在一起，可慕贤并没有显得十分兴奋。他见到父母亲后说的第一句话是："你们食堂里的馒头好吃不好吃？"

因为这句话，慕贤的父母带他跑遍了北京城各大医院的精神科。没有一个医生说他患有精神病，可也没有一个医生说他就完全正常。大家都认为他在"文革"中受了极大的刺激，可慕贤总是说不清自己到底受了什么刺激。慕贤不能与人正常交往，最后不得不辍学在家。他在家从不胡闹，却不能像个正常人那样生活，慕贤成了全家人的一块心病。

改革开放后，慕贤父亲在美国的朋友为他搞了个访问学者的名额，于是他来到美国，在哈佛大学医学院的一家附属医院做研究。之后不久，慕贤一家人也跟了过来，慕洁很快进了一所大学读书，眼下刚毕业。而慕贤则仍然留在家中，所不同的是，由中国的家换成了美国的家。

一到波士顿，慕贤的父母就在唐人街为他找了一个心理医师。可惜那个医师是个香港人，普通话讲得很差，对中国的生活也不够了解，沟通起来十分困难，其心理治疗也一直没有突破性进展。在这种情况下，慕贤的父母通过一个我们都相识的朋友找到了我，希望我能帮个忙，并言要重金相酬。

我应允了帮助，却谢绝了酬金。毕竟大家"同是天涯沦落人，相逢何必曾相识"。

* * * * *

第一次与慕贤相见，是在他家中。

慕贤人长得十分清秀，个子高高的，戴着一副黑边眼镜。他满脸胡子拉碴的，可说起话来仍像个孩子，而且还有些口吃。

我只作一般朋友来访，不言我的身份，以不给慕贤带来心理压力，很自然地与慕贤聊了起来。我完全顺着慕贤的话题聊，无论他说什么，我都尽量表示理解，无论他怎样跳跃话题，我都紧跟不放。慕贤好像找到了知音似的，拉着我看这看那，乐不可支。他的手臂一甩一甩的，脑袋一晃一晃的，好几次把架在鼻子上的眼镜给甩歪了，然后再扶正。

他说话时而用中文，时而用英语。当我恭维他的英语讲得不错时，他咧着嘴说："也、也不看一看咱、咱是谁！"好像我们已经是老相识了。

那天从他家出来时，他一再邀我再去他家找他，并提出第二天就要到我家回访。

他急速拿过一张小纸片，要我把我家的地址、电话及坐车路线都写下来，并说他会在次日下午三点半左右到达我家的。因为下午一点，他要去唐人街见他的心理医师，之后正好去我那儿。

那几天，我正忙于赶写一篇文章，只好推说我就要搬家，家中十分凌乱，不方便。

不料他又说："那我就过来帮你搬家吧。"

我笑了，把我的电话写下来交给他，拍拍他的肩头说："有空，给我来电话。我很愿意听你讲你的趣事。"

那天一进家门，妻子就告诉我："刚才有个叫慕贤的人给你打来电话，说是你让他打的。他这个人怎么那么逗，我问他可不可以留下电话号码，以便让你回来给他去电话。他却神秘地对我说，你刚从他家里出来不久。我真不知道你们这是怎么回事儿……"

妻子直纳闷儿。我的心里自然十分明白。

慕贤真是渴望有人与他交往啊！

*　*　*　*　*

两天后，我与慕贤的父亲相见于哈佛大学医学院附近的一家咖啡馆。

我们找了一个僻静的角落坐下来。寒暄几句之后，慕贤父亲就急切地问我：

"小岳，你觉得我们慕贤还能变好吗？"

"我想能的。"我肯定地答道。

"真的？"慕贤父亲的嘴咧得好大，满脸的皱纹绷得更紧了。

望着他那一脸的高兴，我心里却有说不出的酸楚，我可以想象，这二十多年来，他为慕贤的事操碎了心。

"何以见得？"他急切地问我。

"因为，他还是能与人交往的，关键是怎样与人交往。"我回答说。

我喝了一口咖啡，接着说："我前天与他接触，发现他的思维能力还是很正常的。他的问题就在于他太自我封闭了，他总是生活在自我的世界当中，不能很好地体察他人的感觉。"

"你说的太对了。"慕贤父亲点点头，接着问我可不可以帮助慕贤。

"我会尽力而为的。"

"这太好啦！"

慕贤父亲伸出手，握着我的手，过了好一阵子说："我眼看就是七旬的人了，慕贤是我唯一的牵挂。我为他的事不知请教了多少医生，大家都说他需要接受心理治疗。可当时国内根本没有这种服务。为了他，我放弃了在国内的事业发展，跑到这里来当个实验员，不就是因为美国有心理治疗的服务。可慕贤接受唐人街的那个心理医师的治疗都快一年了，仍没有什么明显进展，我真是心急啊！慕贤都快三十啦，还像个孩子似的，我在他这个年龄，已经拿到博士学位了，唉。"

慕贤父亲深深地叹了口气。

"是啊，我可以想象，这些年来，您为慕贤的事不知费了多少心。"我深表同情地说。

慕贤父亲望着眼前的咖啡，缓缓地说："唉，我的生活啊，就像这杯咖啡一样，又苦又涩又黑沉沉的。"

说着，他又深深地叹了口气。

我也叹了口气，什么都没说，两眼深切地望着他。

慕贤父亲吹了吹咖啡杯里冒出的热气，接着说："你知道吗，麻省总医院①刚退休的外科主任是我从前的同学，我来这里就是他帮我办的。他现在在牛顿镇②有一幢大房子，在缅因州还有一座乡间别墅。他的孩子也都是哈佛大学医学院的教授和医生，而我的孩子却是个半残废。"

我咂咂嘴，吸了口气。

慕贤父亲搔理了下自己的一头白发，苦笑着说："想当初，他也曾打算与我一同回国的，可是到了最后一刻，被他的未婚妻给拉住了。为了这事儿，我们几个一同回国的人笑话了他一路。可现在，没人再笑话他了。人这一生，就是这么琢磨不透呵！"

望着他一脸的沧桑，我伸出手拍拍他的手背说："伯伯，我很理解您此刻的心情，我相信您当初的选择是经过深思熟虑的。我想，如果我与您生活在同一个年代，也出国留学，那我也一定会选择回国的。因为那是当年海外学子们对祖国强盛的殷切期望。"

慕贤父亲深切地点点头。

顿了一下，他又说："小岳，我发现你很会说话，也很有头脑。咳，要是我们慕贤也像你，该有多好啊！"

*　*　*　*　*

"我相信慕贤的情况会有好转的，虽然他的心理年龄与生理年龄还有很大差距。"我坚定地说。

"噢，为什么呢？"慕贤父亲面露喜色。

"因为据我的观察，慕贤主要是难以与人正常交流，不懂得从别人的角度看问题，这给他的人际交往带来了很大的不便。比如，他想到什么，就会立即说出来，也不想一想合不合适，说了这话会有什么后果。还有，他喜欢什么事情，就

---

①麻省总医院，是全美最知名的综合医院之一，也是哈佛大学医学院最大的实习医院。
②牛顿镇（Newton），是波士顿市有名的富人区。

想立即去做，也不考虑这会给别人带来什么不便。"

"那据你的理解，慕贤是怎么变成这样子的？"

"这主要是因为他在经历'文革'时，年龄太小，饱受周围孩子的欺负，心灵上蒙受了极大的刺激，便以自我封闭的方式来应付外界的压力。久而久之，他就把自己完全锁在了个人的世界中，无法与旁人正常交往，自然也难以体察别人的感觉。这是他应付外界刺激的自我防御机制①在起作用，既帮助他隔离了外界给他带来的伤害，却又阻挡了他回归到正常的生活当中。这样做既有积极帮助，又有消极影响。"

"怎么解释？"

"在消极方面，它使慕贤自我封闭得太久了，以致给他带来了一定的人格缺陷；而在积极方面，这种自我封闭也好像是一种保护层，使慕贤减轻了因外界刺激给他带来的精神痛苦。"

慕贤父亲不住地点头。

"慕贤的口吃是不是那段时期形成的？"我问。

"是啊，我刚从'牛棚'出来，就发现慕贤说话口吃了，这么多年都没有改掉，连说英文都结巴，这又怎么解释呢？"

"这也很可能是慕贤应付外界刺激的防卫结果。凡是后天口吃的人，大多都是因为精神长期处于紧张状态。同时，口吃又为慕贤不善与人交往提供了绝好的理由，省得与人接触时那么紧张。"

"噢，我从来没这么想过，你说的还真有道理。"

"所有这一切，都使得慕贤的心理年龄与生理年龄极不协调。按理说，慕贤都是快三十岁的人啦，思想应该相当成熟了，可他与人交往时常还表现得像个孩子似的。"

"那，你又凭什么说慕贤会好转呢？"

---

① "自我防卫机制（ego defense mechanism）"，又称"自我防御机制"，指个体在精神受扰时采取的心理平衡手段。它主要包括"自恋防卫（narcissistic defenses）""不成熟防卫（immature defenses）""成熟防卫（mature defenses）"和"神经质防卫（neurotic defenses）"等手段。

"以我的观察，慕贤的智力并不差。那天我们见面，他拿出几本《时代周刊》《体育世界》的英文杂志给我看，我很惊叹慕贤的英文会这么好，它说明慕贤的智力发展与常人无本质差别。所以，只要鼓励慕贤多与人接触，并不断帮助他总结与人交往的经验，相信慕贤的状况会有转好的。"

"是啊，是啊。"慕贤父亲刚才那紧锁的眉头松开了许多。

"另外，我还发现慕贤仍有些害怕与人交往，怕碰钉子，怕人家嫌弃他、看不起他，也时常抱怨交往中碰到的挫折和失望。这都说明，他尚处在交往的困惑阶段，这是必然的步骤，感觉不适也是自然的。事实上，慕贤怕别人看不起他、拒绝他，正说明了他内心深处是多么渴望自己也能像常人一样很好地交往，盼望别人能够理解他、接受他、喜欢他。这是个好兆头呀，您说是不是？"我说得兴奋起来，"所以，我们应该高兴慕贤仍有这种焦虑和渴望的心理。它说明，慕贤对人际交往中的荣辱之心和尊严感，还是完全体会得到的。如此看来，慕贤不是在精神或智力上有什么问题，他只是需要时间，需要通过生活的具体体验来一步步地开放自己，让别人了解自己、接受自己、尊重自己。与此同时，他也能学会了解他人、接受他人，最终融入社会中去。这样做，才会对慕贤的进步有实质性的帮助啊！"

听了我这一番解析，慕贤父亲又激动起来。他猛地抓住我的手，使劲儿地握了握。

"你分析得真是太透彻了。你知道吗，慕贤三岁的时候，就已经能背出二十多首唐诗了。高中休学后，我就一直在家里给他补习功课，也包括英语。慕贤基本上都能学进去。来美国之后，我更加强了他的英语学习，坚持让他每天看电视。到现在，他已能基本看懂电视里的英文节目了，他尤其喜欢看体育台的节目。他最喜欢的体育明星是波士顿凯尔特人篮球队的拉里·伯德。前两个星期，我还专门陪他去波士顿花园体育馆看了场伯德的比赛。那天晚上，慕贤也像其他观众一样使劲地欢叫，我感到他与常人真是毫无差别啊。"

慕贤父亲眉飞色舞地说着，眼睛里闪着光，声音里夹着颤抖。

"您做得很对，"我呷了一口咖啡说，"您就是要让慕贤多参加这类活动，让他融入群体中，去观察模仿众人的行为，而不是一天到晚待在家里，那是最糟糕的做法。"

"好，好，"慕贤父亲连忙说，"我是该多鼓励他出外活动了。以前主要是怕他人生地不熟，容易走丢，所以才不敢放他出门。现在看来，这样反而误了他。"

"对呀，慕贤现在最需要的就是融入社会，以尽早解除对自我的封闭，而且慕贤自己也十分渴望融入群体。那天，我们见面后，他迫切地想来见我，就充分证明了这一点。这是个好兆头，说明慕贤是不甘寂寞的。真正精神有问题的人，不是这个样子的。"

慕贤父亲的脸上再露喜色。

他招手把服务员叫过来，又叫上了两杯咖啡和一盘小饼干，对我说："小岳啊，看见你，我就像看见了慕贤的另一副样子。要不是'文革'和那个忘恩负义的保姆，慕贤绝不会是今天这个样子。他也会上大学的，也会像你一样学有所成的。可惜一场'文革'浩劫，不光使他变成了一个有严重心理障碍的人，也误了我自己的前程。如果我留在国内，我想我会有望入围科学院学部委员的，我的学生都进去两三个了。而现在，你瞧瞧，我几乎成了慕贤的保姆啦，唉！"

说到这里，慕贤父亲又叹起气来。

* * * * *

沉默了片刻，我开口说："我非常理解您这些年来的苦衷，我深信如果没有'文革'的刺激，慕贤一定会学有所成的，也会像我这样出国留学的。"

慕贤父亲摇摇头，什么都没说。

思索了一下，我又说："不过我倒想提醒您一点，美国有不少社区大学，要比国内的大学容易进得多，你们不妨先让慕贤上一所社区大学试一试，那样不但可以使慕贤有美国的学历，也可促使他融入美国社会。您觉得呢？"

慕贤父亲睁大眼睛说："噢，这倒是个挺好的主意呵，我怎么从来没想过这样做，不过你觉得慕贤能行吗？"

"我想慕贤能听得懂英文电视，看得懂英文杂志，就值得一试。那样，也会大大地激发他的学习积极性，也更有机会与群体交往了，不是一举两得嘛，多好。"我鼓励老伯说。

接着，我向慕贤父亲介绍了几所我知道的社区大学。慕贤父亲拿出记事本认真地记下了我讲的情况，口里不住地说："我明天就去了解这些学校。"

记毕，慕贤父亲又提出能否让我在哈佛为慕贤做心理治疗，并中止唐人街的那个心理医师的治疗，因为他与慕贤语言、文化都不通，沟通起来十分不便。

"你好好考虑一下，行吗？"慕贤父亲一脸殷切地望着我。

"这恐怕不行，"我恳切地回答，"因为我在哈佛做心理咨询，只能见哈佛大学的学生。但我愿意在其他场合见慕贤，与他保持联络，帮助他学会与人交往。"

"那真是太感谢你了，小岳。"

慕贤父亲拍拍我的肩头，客气地说："不过我知道你在美国生活不易，也需要打工挣钱。在美国，时间就是金钱，所以我总觉得，我们应该付你一些钱才是。"

"不，不，伯伯。"我摇着头坚定地说，"慕贤如能学会与人正常交往，那就是对我最大的报偿。"

就这样，我们结束了那天的会面。

在回家的路上，我回想着慕贤父亲所谈的一切，心里充满了感慨。

我想，每个有心理障碍或疾病的患者家属，都有倒不尽的一肚子苦水，有时候，他们比患者还急于看到其精神康复。从慕贤父亲那充满焦虑和忧伤的眼神中，我也感受到他对希望的执着追求。而要是慕贤的心理障碍当初能得到及时的治疗，他绝不会是今天这个样子。可惜，慕贤最需要接受心理治疗的时刻，国内尚无这类服务。现在，慕贤虽然可以接受心理治疗，却已误了他治疗的最佳时机。

慕贤变成现在这个样子，该怪谁呢？

* * * * *

在以后的几个月中，我与慕贤一直保持着电话联络。

每次联络，我总是鼓励他多出外交往，多结交新朋友，并不断提醒他在与人说话时，要多注意听人讲话，讨论完一件事情后再讨论另一件事情，并尽量说话有条理。有时候，我也会给他讲一些人际交往中的注意事项。

由此，慕贤渐渐变得懂事了，不像以前那样，在谈话中一味只顾着自己。

有时候，慕贤与我聊得时间过长了，或我有什么事情不能久聊，我都会直截了当地告诉他。慕贤也不会像以前那样不断地再打电话过来问我。当然，每次我忙完事儿，都会尽量给他回个电话。在电话中，慕贤也会先问我："你现在忙完了没有？"而不是立即讲起他手头做的事情。

同时，我也与慕贤父母保持着联络，了解慕贤近来的表现及他们为慕贤做了些什么，给他们提出一些有帮助的指导和具体建议。

对于上社区大学这件事情，慕贤表示出极大的兴趣。这与他当初执意要从高中退学的态度截然不同。为此，慕贤在父母、姐姐的带领下，跑遍了波士顿地区的社区大学，最后选中了一间离家较近、条件尚好的社区大学，计划下学期入学。

入学之前，慕贤要好好在家里补习英语，并开始看一些英文的课本。想着能上美国的大学，慕贤的情绪总是十分高涨的，家庭气氛也随之有了很大的转变。

以前，慕贤进进出出，父母总是放心不下，千叮咛，万嘱咐，生怕他走丢了。现在，他们开始放心慕贤外出活动，也不再事事都问个明白。而慕贤结识了什么新朋友，父母都会想方设法帮助儿子维持友谊。慕贤只要张口要看什么书，老头子即刻就会行动。

就这样，慕贤终于开始走出一个十来岁孩子的世界，向二十来岁人的天地迈进。虽然他的步伐还很沉重，但他毕竟开始行动了。

年底将至，哈佛大学的中国留学生联谊会在哈佛医学院的大楼里举办除夕晚会。我邀慕贤一同前往。

那天，共去了五六百人，大家熙熙攘攘地挤在不同的房间内，有人跳舞，有人唱卡拉OK，有人打牌、下棋，也有人聊天、讲笑话。我带着慕贤在不同房间内转转，把他介绍给我的朋友们。

慕贤那天显得极为兴奋。他几乎见到所有人都打招呼，最后竟提出来要唱一曲卡拉OK。

我很惊叹他会有这样的勇气，因为那天在卡拉OK屋内，有几位业余歌手在打擂台，赢来阵阵喝彩。在那里唱一首曲子，是要有相当勇气的。而慕贤却义无反顾地报了名，点了一首《十五的月亮》。

过了二十来分钟，轮到慕贤上去唱歌。

不巧的是，在他之前已有两人唱过《十五的月亮》，其中一次是由一位很受众人青睐的女孩子唱的。她唱时十分投入，动作表情全都很到位，唱完之后，即刻博得众人的掌声，有人还不断在喊"再来一个"。

待慕贤呆头呆脑地站在卡拉OK机前，拿起话筒，人们都停止了议论。他们都想看一看，这个其貌不扬的男士，怎么敢挑战那个女孩子。结果慕贤一张口就走了调，唱到一半时，有人笑得前仰后合，有人不断地吹口哨，还有人干脆喊"下去呗"。

就在这时，那位刚才备受众人喜欢的女孩子忽然从人群中走了出来，拿起另一个唱筒与慕贤一起合唱起来。见此情景，我立即使劲儿鼓起掌来，我的鼓掌也带动了其他人一同鼓掌。结果，我们在鼓掌打拍子中，伴随慕贤与那个女孩子一同唱完了《十五的月亮》。

之后，我激动地走过去，握住那个女孩子的手说："真感谢你出来支持我的朋友，他是第一次出来参加这类活动。"

"所以他更需要众人的捧场啦。"那女孩子嫣然一笑，然后又握了握慕贤的手，对他说，"希望你以后还能大胆地站出来唱歌。"慕贤只是木然地道了声谢，随口说："你长得真像我姐姐。"

那女孩子走后，我问慕贤感觉如何。他回答说，要不是那个女孩子上来帮忙，他也许真的唱不下去了。我告诉他，重要的不在于他能否唱完这首歌，而在于他有勇气站出来唱歌这个事实。

在这点上，他比我要勇敢得多。

听到我的鼓励之词，慕贤咧开嘴笑了，他笑的样子与他父亲一模一样，只是脸上没有那么多的皱纹。

后来，我把这一情形打电话告诉了慕贤父亲，话筒里传来他爽朗的笑声。我可以想象他此刻咧着嘴笑的样子，我也可以体会到他此刻的雀跃心情。

慕贤能主动站出来唱卡拉OK啦，这在半年前，还是不可思议的事情啊！

* * * * *

过了新年，慕贤终于注册上学了，这是全家人的大喜之事。

虽然最初入学时，慕贤曾遇到很大的困难，但在全家人的通力支持之下，慕贤终于挺了过来，并在第一学期末取得了较为理想的成绩。

从此，学校生活成了慕贤的主要生活，学校的事件也成了慕贤的主要话题。更有趣的是，慕贤居然开始约会女孩子了，虽然他还未能交到一个固定的女友，但他仍在努力当中。

有时候，慕贤父母会打趣地问他，约会的情况怎么样了，慕贤会说："这、这是我自己的事儿，现、现在还不能告、告诉你们。"

慕贤父母便知趣地不再探问，心里却感觉美滋滋的。

慕贤终于开始过上正常人的生活了，尽管他比一般人迟缓了十多年，但他毕竟还是开始行动了。

慕贤父亲一次笑着对我说："兴许，这辈子我还会抱上孙子呢。一年前，我是根本不敢想象这一切的。"

当然，慕贤的心理年龄与生理年龄还有很大距离，他的心理障碍也很难根除。但他毕竟开始突破自我层层的心理障碍，去拥抱这个曾令他恐惧不已的世界了！

随着慕贤情况的不断好转，我也渐渐淡出了慕贤的生活。我从哈佛大学毕业应聘来香港工作前，他们全家人在唐人街最有名的中餐馆"会宾楼"为我饯行。

席间，慕贤不断谈论着他新结交的朋友，包括他几次短暂的浪漫史。他用英语自嘲说："那些女孩子都说我这个人看上去挺深沉的，但其实我是个很天真的人。[1]"

说得我们大家都笑了。

慕贤以近而立之龄才开始融入人群，不能不令人感到凄凉和惋惜。然而，

---

[1]慕贤这句话的英文是："Those girls all say I look like a serious person, but actually I am quite a naive guy."

三十之龄，对人生一世的路途来讲，尚不算迟。

看着慕贤现在的样子，我和他家人的感觉可用四个字来概括——悲喜交加。他父母那天发自内心的笑，也是我终生难忘的。

慕贤父亲后来写信告诉我，慕贤已经转到了麻州大学继续学业。麻州大学可是全美知名的州立大学啊。

慕贤，你现在好吗？

个案分析

1. 慕贤问题的本质是什么——环境对大脑的塑造

慕贤患的是典型的"分裂型人格障碍"①。

慕贤的心理创伤始于"文革"期间所受的精神刺激，加重于后来的疏于治疗。

慕贤的人际交往障碍，可以说是他对"文革"期间所经受的精神刺激的一种防卫方式。他把自己封锁在自我的世界当中，不在乎外界所发生的事情，也不理会外人怎样看待他，所以他已习惯了这种自我中心和封闭的生活方式。

从我近二十年的心理学和脑神经科学综合研究来看，当一个个体在童年时期遭受持久的重大创伤后，其大脑的情感发育②会被抑制或朝着扭曲的方向发展。环境对大脑的塑造作用极其重大，慕贤正是因为童年期所受到的创伤没有及时化解，形成过度的威胁与压力，导致他大脑的压力毒素过度分泌并持久地发挥负性作用，阻碍了慕贤心智的正常发展。

对于慕贤的适应性问题，虽然他父母带他跑遍了北京各大医院的精神科，但由于他问题的本质是心理障碍，而非精神失常，慕贤始终没有能得到及时、适切

---

① "分裂型人格障碍（Disintegrated Personality）"，患者的突出表现是不善人际交往，对外界反应迟钝，社会适应能力亦很差，常给人一种古怪而不合群的印象。
② 在大脑的发育过程中，情绪情感起着重要的作用。当人们受到环境刺激时，大脑会选择优先加工情绪因素，重大创伤事件所引起的消极情绪会促使大脑分泌神经毒素，抑制其发育生长。

的治疗，这是悲剧中的悲剧。

对于人生，慕贤似乎永远处于一种半醒半醉的状态，这使他在人际交往中可以随进随退。当他进时，他可以表现得像个大人；而当他退时，他可以表现得像个孩子。这就是慕贤心理问题的本质。

2. 慕贤父母爱护孩子中有什么失误——过度保护使其发展受阻

其实，每个患有心理障碍与疾病之人的痛苦，不仅是个人的，也是全家的。在这里，套用托尔斯泰之《安娜·卡列尼娜》中的开场白[①]来讲：心理健康的人总是幸福的，心理不健康的人各有各的不幸。

通过与慕贤父母的接触，我深深感受到他们为爱护孩子所操的心、费的神。可是他们不明白，他们不能再把慕贤留在家中过孤独的日子了。那样，与其说是在保护慕贤，还不如说是误了慕贤。

多少年来，他们一直悲叹慕贤不能像正常人那样生活，可他们没有意识到，正是他们的过分保护，才使慕贤迈不出家门。他们不明白，慕贤的康复需要从走出家门开始。而我对慕贤最有力的帮助，就在于使他尽早地融入社会的洪流，成为大众的一分子。

虽然开始这样做，对慕贤及其家庭都有很大难度，但我还是想方设法帮助慕贤迈出了第一步。这对于一个"闭关锁门"近二十年的人来讲，该是多么不易啊！

慕贤还是成功地迈出了这一步。

为了帮助慕贤，我不知给他讲授了多少人际交往的要领。对于他的转变，有时候我讲的一句话，可以顶他父母讲的十句话。这并不是说我就比他们聪明，而只能说明我比他们更清楚怎样帮助慕贤。

慕贤父母在困惑与焦虑中挣扎了许多年，对慕贤的反常表现已变得麻木了。

---

①托尔斯泰在《安娜·卡列尼娜》一书中的开场白是：幸福的家庭总是相似的，不幸的家庭各有各的不幸。

他们不知为慕贤做出了多少牺牲，也不知为他暗地里流了多少眼泪，可惜他们的爱，还是没有完全用在点子上。他们过分保护孩子，殊不知，这反而加重了慕贤的自我封闭。

爱护孩子是否得法，对孩子的心智成长有非同小可的影响。

3. 我对慕贤的康复起了什么作用——陪伴促人成长

按照我在哈佛大学所接受的训练，我是不接手心理治疗个案的。但慕贤是个例外，一是因为受朋友之托，二是已经有人在给他做心理治疗。所以，我可以在旁边敲敲边鼓，帮助慕贤康复。事实上，我所帮助慕贤的方面，就在于使他一步步地克服与人交往的胆怯，学会与人交往的本领。

正因为慕贤不是我直接的来询者，所以我可以像朋友，而不是完全像心理咨询人员那样与他交往。我可以直截了当地批评他、教导他。我对他来讲，似父似兄，亦师亦友，这都是为了推动他更快地摆脱孩子气，向成人的世界迈进。

比起前面记述的所有个案，慕贤的情况有两个本质上的不同：一个是他问题的核心不在认识上，而在行为上；另一个是在他的康复过程中，我也调动了他父母的积极性。

首先，对于慕贤，我不能像以往那样，用咨询室里那种一对一的面谈方式（唐人街那位心理医师已在为他做此事）来帮助他。但我仍可以用同感、宣泄等咨询技巧来与他沟通。比如，最初在他家见面，聊天儿，听他讲他自己的趣事，跟他一起看他喜欢的杂志以及后来和他通电话等，都是在沟通中与他建立同感，听他讲述与人交往中的喜怒哀乐，助其宣泄忧愁烦恼。

由于慕贤的问题不是一般认识上的偏颇，他不需要我去帮他调整认识方法，而需要我帮助他通过一个个生活事件的具体体验，来掌握人际交往的要领。这样才会对他的康复产生直接的效果。

这即是我为什么把帮助他的重点放在具体行动上。

比如，我与慕贤电话交谈，时常提醒他注意打电话的时间是否合适，对方是否有空与他长聊，尽可能说完一件事再换话题。我也向他了解，近来见了什么人，遇到了什么问题，又有什么打算，并对慕贤在人际交往中的每个进步予以及时的肯定。我还鼓励他多与人交往，多外出参加群体活动，尤其是那次邀他一起去参加哈佛大学的除夕晚会的经历，更具体地增加了他与人交往的成功体验。

这些体验都有效地强化（reinforce）了慕贤已有起色的交往能力，使他感受到与人交往的乐趣，从而获得不同成功经验的体验。换言之，在协助慕贤克服其心理障碍的过程中，我基本上采用了"行为疗法（Behavior Therapy）"①的方法，帮助他调整社交中的孩子式的行为表现，帮助他学习用成人的方式与人交往。

另外，在帮助慕贤走出自我封闭的过程中，我还积极配合了他父母的努力，使他们明确怎样帮助慕贤才最为合适。特别是在慕贤上社区大学这件事情上，我跟慕贤父母同心协力，为慕贤的生活开创了一个崭新的局面。这不光使慕贤的精神面貌焕然一新，也使其父母对孩子的关爱有了新的认识和目标。

在这点上，慕贤能走出自我的封闭世界，首先要归功于他父母。没有他们多年来爱的付出，慕贤是不可能彻底转变的，我只是在适当的时候，给了他们适当的推动。

虽然不是我所有的努力都取得了预期的效果，但在大多数情况下，慕贤还是能与我积极配合的。这里需要强调的是，在与慕贤的接触中，我始终把他看作正

---

① "行为疗法"源于"行为主义"理论，它强调通过对环境的控制来改变人的行为表现。其理论基础包括俄国著名生理学家巴甫洛夫（I.P. Pavlov, 1849—1936）的"条件反射"理论及美国著名心理学家桑代克（E.L. Thorndike, 1874—1949）和美国著名心理学家斯金纳（B.F. Skinner, 1904—1990）等人的"操作性条件反射学习"理论等，主要有如下要点：

第一，人的所有行为都是通过学习而获得的，其中强化对该行为的巩固和消退起决定性作用。强化可采取嘉奖或鼓励（正强化）的方式，也可采取批评或惩罚（负强化）的方式。由此，学习与强化是改变个人不良行为的关键。

第二，心理治疗的目的在于，利用强化使来询者模仿或消除某一特定行为，建立新的行为方式。它通过提供特定的学习环境促使来询者改变自我，摒弃不良行为。由此，它很注重心理治疗目标的明确化和具体化，主张对来询者的问题采取就事论事的处理方法，不必追究个人潜意识和本能欲望对偏差行为的作用。

第三， "行为疗法"的常用疗法包括"系统脱敏疗法""松弛疗法""模仿学习""自勇训练""厌恶疗法""泛滥疗法"等，其核心均在于通过控制环境和实施强化使来询者习得良好行为，矫正不良行为，重塑个人形象。

常人。这样做，对慕贤本人及其家人，都有着十分重要的暗示作用。

这不仅是心理咨询的需要，更是人性的呼唤，人性的体现。

咨询话外音

慕贤出来唱卡拉OK对其康复有何意义

在慕贤的转变中，他参加哈佛大学的除夕晚会，特别是出来唱卡拉OK之举，是极具康复意义的里程碑事件。

他那天与众人交往，从跟大家打招呼，到与人自如地聊天，到最后出来唱歌，完全感觉自己是个正常人了。这使他的自卑降到了最低点，也使他的自信升到了前所未有的高度。

后来，他开口唱卡拉OK时，曾一度受到众人的耻笑，幸好那个深受众人欢迎的女孩子挺身而出，为他救了场，使他在众人的掌声中结束了他的"演唱"。

这段经历对于他康复早年的心灵创伤，极具象征意义。

因为他实际上是在重新体验早年的受辱经历。不同的是，这次周围的人很快由耻笑他变为鼓励他，使他尝到了早年受辱时未曾得到的温暖。也正是因为这一点，我才万分感谢那个女孩子。

她做到了我想做却无法做到的事情，就是在慕贤感到最自卑的时刻（唱歌走调），给他最大的精神安抚和激励（替他救场）。难得我们三人会配合得这样默契。这种受挫经历的重新体验和补偿，是抚平慕贤心灵创伤的关键[1]。慕贤心理障碍的解除，也需要以此为突破点。

在众人面前获得自信心，是慕贤最需要的心理补偿。

---

[1]在心理治疗中，有一种名为"情感矫正体验（corrective emotional experience）"的疗法，它主张让患者在催眠和现实中重新体验早年的精神创伤，并予以及时的安抚和温暖体验，以消除患者早年精神创伤遗留的痛苦感受。

什么是慕贤的 "登天的感觉"

慕贤能够上美国的社区大学，并在后来转入正规大学，对于他的康复具有十分重要的推动作用。这是他从家庭走向社会的必要过渡。庆幸的是，虽然慕贤的心理出现了严重的障碍，但他的智力并不低下。

慕贤能跟上美国大学的学业，这是一件何等的奇事！

慕贤终于走出了自我的封闭世界，走出了那个令他烦躁不已的家，走出了心灵创伤的深渊，走出了人们对他的歧视。他开始过上正常人的生活，开始有了正常人的生活目标，也开始体验正常人最美好的情感——爱的滋润。

这一切变化，都令我和他的家人感到欢欣鼓舞。

慕贤真的感到自己像个正常人了，这是何等的来之不易！

慕贤要走的路还很长很长。比起他的过去，他已经迈出了一大步。但比起他的同龄人来，他还有很大的差距。可慕贤毕竟开始行动了，这比什么都重要！

慕贤终于踏出家门，融入社会。这，就是他的 "登天的感觉"。

最后，作为一个心理咨询人员，我真诚希望千千万万个慕贤，都能尽早走出心理障碍的深渊，去享受一个正常人的生活。同时，我也祝愿千千万万个慕贤那样的家庭，都能及早看到希望的旭日由东方冉冉升起，为它欢呼，为它祝福，为它振奋，为它喜泣……

愿天下人都能享受到心理咨询之 "登天的感觉"。

心理咨询
小知识 | 谁创立了
"系统脱敏疗法"

心理治疗中最常用的方法是"行为矫正疗法"，而行为矫正疗法中最常用的方法是"系统脱敏疗法（Systematic Desensitization Therapy）"。

该疗法是由美国著名心理学家沃尔帕（Joseph Wolpe）首创的。他坚信人的焦虑和恐惧表现只是一种行为习惯，可以通过控制其外界环境来加以改变。沃尔帕尤其反对采用"精神分析疗法"，认为人的心理障碍和变态行为，最好通过建立新的条件反射来根除。他通过教授患者放松自己的精神及逐步降低其对某些事物（如狗等）的焦虑和恐惧，来消除患者的紧张情绪。

沃尔帕于20世纪40年代在南非开创"系统脱敏疗法"。60年代，他的这一疗法开始引起心理学界和医学界的重视。70年代以后，它便成为整个心理治疗行业中最常用的疗法之一。

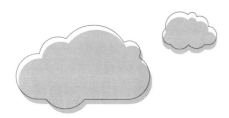

督 导 篇

我 与 督 导——
助 我 舞 蹈 于 心 灵 之 巅

My Counseling Experiences

At

Harvard University

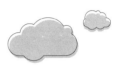

督 导 篇

我的督导故事之一：咨询督导是平等对话

    心理咨询师在给人带来成长的同时，自己也在成长。这需要咨询师在接受督导的过程中，不断提高与完善自我的觉察能力，以随时随地发现、改正自己在咨询过程中的不足与缺陷。本章介绍了我在哈佛大学心理咨询实习中接受督导的一些片段以及它们怎样给我带来了成长。

——题记

1991年9月16日，我接受了第一次督导①。我的督导共有两位，一位是哈佛大学心理咨询中心主任杜希博士（Dr. Charles Ducy），另一位是中心副主任芮内博士（Dr. Suzannie Rennet）。

第一次接受督导，我见的是杜希。我抱着十分忐忑不安的心情，以为督导就是接受批评。我们坐定之后，杜希问我对接受他的督导有没有什么特别的期望。对此，我感到十分困惑，不解地问："我不明白你指的是什么。因为在我的印象中，督导就应该像实习医生那样，向上级医生提问并接受他的指导，难道不是这样吗？"

"完全不是的，"杜希笑着说，"心理咨询中的督导与心理咨询的过程有一点是相通的，就是十分强调督导双方的相互尊重与互动。所以我问你对我有什么期望，是想首先在你我之间确立一个平等、互利的关系。在这当中，不光我可以帮到你，你也可以帮到我的。"

"你这话怎么讲？"我更感困惑，也更感兴趣。

"我的意思是，督导过程实际是一个相互挑战的过程。你在咨询实践中遇到了难题，不知怎样说、怎样判断、怎样行动，所以需要我来协助你。在这当中，你面临的挑战是怎样寻求最佳的答案，而我面临的挑战是怎样启发你自己获取答案，而不是简单地将我的想法直截了当地告诉你。所以你在学习怎样咨询，我在学习怎样督导。我们岂不是在相互学习吗？"杜希说到这里还做出一个双手张开的手势。

"噢，我明白了。"我点点头说。

"你还没有回答我的提问呢。"杜希说。

---

①我于1990年至1992年在哈佛大学心理咨询中心任实习咨询员。

我略想了一下回答说："我想我最大的期望就是能通过接受你的督导成为一位称职的心理咨询员。"

"请说得具体一点。"杜希不假思索地回答。望着我困惑的样子，他又补充说："我是指你期望我能在哪些具体方面帮到你，比如咨询的同感力、洞察力、反省力、面质力、表述力、言语交流与体语交流的互动等。"

我点点头，反问杜希："我当然希望在这几种能力上都有成长，不过我想知道，你认为这几种能力中，哪种能力最重要？"

"问得好！"杜希回答说，"在我看来，在这几种能力中，同感力最为重要。因为它是心理咨询的入门功夫。其次是洞察力，因为它才是心理咨询的乐趣所在。"

"那我就希望你重点帮助我提高这两方面的能力。"我仔细品味着杜希说的这句话。

"除此之外，你还有什么其他想法？"杜希再问。

这时，我已经完全领会到杜希实际上是想让我对督导过程先提出自己的想法，所以滔滔不绝地讲出了一大堆自己的期望，如在咨询能力上的提高、咨询理论取向上的定位、咨询业务学习上的完善等。杜希认真地做了笔记，之后拿出一份标准的督导合同书，让我阅览并签字。之后我们谈了许多有关督导的注意事项。

末了杜希对我说："今天是我们的第一次督导会面，我希望你能明白我们今后的对话也会像今天一样，是平等的对话和交流。在这当中，我希望更多地听到你对咨询问题和表现的主动反省和评判，而不是我对咨询的鉴定。"

"咨询督导是平等对话，相互挑战。"这是我对那次督导印象最深的一句话。

我们的督导合约

尊敬的岳晓东先生：

我很高兴成为你的临床督导。以下内容严格遵照美国心理学会咨询心理学分会的督导指引条例，以确保你能理解我们之间的工作关系以及我的背景。

我是临床心理学的博士，并拥有NCC（National Board for Certified Counselor）、LPC（Licensed Clinical Professional Counselor）、LMHC（Licensed Mental Health Counselor）等专业资格证书。我也是ACS（Approved Clinical Supervisor）和PRT-S（Registered Play Therapist and Supervisor）的成员。我还修过一门有关督导的理论课程，并多次参加相关的研修学习。我已多次开设过有关督导的课程，也担任过一个督导研修班的讲师。

大体上，我的咨询领域包括儿童、青少年和成人的成长性问题以及相关研究。我已经从事咨询工作十六年，督导工作十二年。我的职责是在大学从事咨询、教学工作，同时我也提供私人咨询服务。

在督导中，我会选择用特定的模型来对你实施督导。其中，我会帮助你学习与完善一些咨询技术，并帮助你探讨某些共同的治疗要素，以促进你在治疗方面的进步。出于职业道德的考虑，在督导过程中，我不能给你或你的家属提供咨询与治疗。

在我们的督导会面中，我将帮助你在咨询过程、咨询个性化、咨询概念化、咨询管理等领域获得成长。其中，咨询过程指对你如何咨询的技术的理解与运用；咨询个性化指你如何做个人体验与觉察，如何对移情和反移情觉察；咨询概念化指你如何看待和分析个案，并为之做出各种计划；咨询管理指你如何管理咨询的内容，包括如何做个案笔记、如何执行保密原则、如何维护职业道德、如何获得进一步的专业许可。为此，你需要将你的咨询录音下来，我们将用这些磁带来探讨咨询会面。另外，我们还在督导中进行角色扮演、仿真练习和其他形式的训练。

每周，我将与你举行一次督导会面，每次2个小时。此外，你每周还将参加另外2个小时的同辈督导与专业研修（如参加各种与心理咨询相关的报告会、工作坊等）。作为你的督导，我将帮助你学习掌握心理咨询的核心技术，留意你在同辈督导中的成长，并为你的专业研究提供相关的信息。作为你的督导，我还会注意保障你的权益，帮助你协调与来询者的矛盾冲突，并扮演这个职业的"守门人"角色。在这一过程中，你扮演的角色是每周为来询者进行咨询，准备所有咨询会面的资料，并参加每周的督导会议。

在每次督导会面中，我会要求你反思：（1）你为来询者进行咨询的整个过程；（2）你作为咨询员的表现；（3）你的咨询记录与反省，特别是对于那些咨询中尚未解决的问题。我将期待你的想法与建议。

在督导会面中，我将保留一份督导会面的记录，并建议你也这样做。虽然记录是我的，但是你可以随时借阅。在整个督导过程结束后一个月，我将销毁这些记录。

我还向你承诺，你与我分享的所有信息，无论是有关你个人的还是你的来询者的，我都将保密。不过，在以下的情形下，我会披露这些保密资料：

（1）你同意让我与其他人分享信息。

（2）你感觉你或你的来询者会对你或者其他人构成威胁。

（3）我感觉你或你的来询者在虐待儿童、老人或残障人士。

（4）法院或法律命令我披露这些信息。

（5）当你或你的来询者对我采取法律诉讼或向管理委员会投诉我，而我觉得有必要运用这些信息为自己辩护。

（6）你的进步让我感觉有必要在所有学员面前提到你的名字。这样做的时候，虽然我会涉及你的咨询个案或者在极端情形下对你的督导，但为了使保密信息不受损害，我不会在报告中提到你的来询者的名字或泄露其他信息。最后，在我参加本中心，或是其他专业会议的讨论时，我可能会提及你的个案，但我向你承诺，所有的职员都会遵守上述保密性原则。

最后，作为你的督导，我将用专业的态度和公认的道德准则来为你服务。尽管我不能对你的督导效果有任何保证，但我会努力帮助你达到最佳的学习效果。在中期考核时，我会给你一个书面评价；在督导结束时，我会对你和我的表现都进行评定。如果你有任何不满意，请告诉我。如果我的答复还不能解决你的问题，你可以按照学生手册的程序向校方投诉我。

如果你电话联系不到我时，你可以在电话里留言。我会尽快回复你的留言。

我十分期待在给你的督导过程中，我们一同成长。

你的诚挚的杜希博士

哈佛大学学习咨询处主任

心理咨询
小知识

什么是
心理咨询的基本功

　　一个训练有素的心理咨询师应该练就以下四种能力：同感力、洞察力、觉察力和沟通力。

　　同感力就是指咨询师能够准确体察、把握来询者的内心感受。它要求咨询师尽力与来询者情感对焦，思维并轨。它是咨询关系确立与推进的关键。

　　洞察力就是指咨询师能够对来询者的认知、情感、行为之动机与相互关系进行归纳总结、透彻分析、深入探讨的能力。换言之，洞察力就是透过现象看本质，学会用心理学的原理和视野来归纳总结人的行为表现。

　　觉察力就是指咨询师能够认识并化解自我偏见、偏好及个人在咨询过程中的欠缺。它也要求个人能够及时体察内心变化及调整自我状态。它主要包含两个部分：（1）自我觉察，包括移情觉察、偏见觉察、人格完善觉察、自我防御觉察等；（2）行为觉察，包括口头语觉察、常用语觉察、体语觉察、副语言觉察等。

　　沟通力就是指咨询师能够与来询者有效沟通，对来询者的主述能够把握要领，对自己的意念能够准确表达。换言之，沟通力就是咨询者与来询者交流思想、表达意念、寻求共识的能力。其中"沟"是手段，"通"是目的。沟通力包括言语的和体语的，也包括非言语的和副语言的。

　　此外，一个训练有素的心理咨询师要练就多方面的能力，在心理咨询的实践中对心理咨询的各种流派和技巧进行融会贯通，并在此基础上逐渐形成自己的风格。

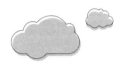

督 导 篇

我的督导故事之二：不要制造同感泡沫

同感共情是为了使来询者能够开放自我，心理不设防。其突出表现为善解人意。而善解人意者，必善接话茬。也就是说，当别人说了上半句话，你可以准确无误地说出下半句话，令人有"你中有我，我中有你"的感受。此外，善解人意者还善替对方着想，甚至连对方想不到的地方也能想到，令人充分感受到什么是"心有灵犀一点通"。

——题记

同感力是心理咨询的入门功夫，这是我入道心理咨询行业的一个突出感受。

同感力指咨询师能够准确无误地感受、体察来询者内心体验的能力。一次，杜希在与我谈论同感力时说："初入道者在同感表达上很容易犯两个毛病：一个毛病是因过分关注来询者的感觉而制造出一大堆同感泡沫，于同感共情无实际的帮助；另一个毛病是因过分认同对方的想法而设置了重重的同感陷阱，错失了面质来询者的时机。"

"你能否举个实例说明？"我插嘴问。

"同感泡沫的例子如过多地说'我理解你''我相信你''你真不好受'之类的话语，后来证明这其实并不是来询者真正想听的话；同感陷阱的例子如因过分鼓励、肯定来询者的想法而没有推动来询者去独立思考，承担自我成长的责任。"

听了杜希的话我不住地点头，琢磨着我自己在同感表达上的毛病。

杜希似乎看透了我的心思，张口说："我再给你举个例子，昨天我在听你给丽莎①做咨询的录音带时，发现你对丽莎的同感共情有不少是很做作的成分。"

"真的吗？"我紧张地问。

"是啊！"杜希说，"比如说，当丽莎在描述她在哈佛的孤独感时，你迫不及待地插嘴说'是啊，你一定感觉很不舒服'；而当丽莎在讲述没有人能理解她现在的处境时，你又插嘴说'对呀，你一定感觉很不爽'，你知道你这么说有什么问题吗？"

"有什么问题？"我木然地问督导。

"你这样不断插嘴，给人的感觉是，说话还不如不说话。"杜希干脆地回答。

---

① 详见《"我是全哈佛最自卑的人"》一章。

"何以见得？"我再问。

"因为丽莎此时说话，实际上是说给自己听的，你不需做太多的言语反应。"杜希再言。

我想了一下谨慎地问："那你说，我怎样说才对呢？"

"其实，你根本不需说什么，你只要点点头，或是长嗯一声就可以了。"顿了一下，杜希接着说，"你用不着每间隔几句话就插一句'你一定感觉怎么怎么'之类的话。同感并不一定是言语性的，它也可以是非言语性的，甚至一份真诚的聆听就够了。"

"可我觉得丽莎对我的同感共情似乎挺认可的呀！"我还想替自己辩解。

"丽莎不会反感你说的话，毕竟你没有说错话。但同感交流的艺术在于，不说错话不等于说对话了，这就如同不输并不等于赢，是一样的道理。你是说了不少的同感的话语，但说多了就泡沫化了，说了等于白说，甚至还不如不说的好。你明白了吗？"杜希末了问我。

"明白了。"我深深地点点头，心想这同感真是好比"心有灵犀一点通"，说来容易做来难呀。

"同感的话说多了，就是在制造同感泡沫，所以宁肯不说话，也不要说错话。"这是那次督导给我留下的最深刻的话语。

同感共情的是与不是

心理咨询的同感共情是什么

（1）同感共情是平等的（Empathy is of equal relationship）。这是因为心理咨询的关系是平等的关系，而非权威的关系。其中平等是尊重、理解、中立、客观的前提保障。如果心理咨询关系一旦变成了权威关系（如医患关系、师生关系），则来询者需要或期望接受咨询师的指导，这就违背了心理咨询"助人自助"的原则。由此，咨询师要在同感共情实践中培养、完善自己平等待人的能力，并加以真情表露。

（2）同感共情是互动的（Empathy is interactive）。这是因为同感共情是在互动交流中表现的。这种交流需要咨询师敏锐地观察来询者的内心冲突与变化，并适时地做出相应的回应，以极大强化来询者的主述欲望。由此，咨询师要在同感共情实践中学会主动回应，及时反馈，用心伴随来询者。对此，美国心理咨询培训专家贝特曼（B.D. Beitman）和我①曾共同指出："如果患者感到被误解，无效的倾听对治疗关系是有害的。不积极的关注也是对患者时间与精力的浪费。"

（3）同感共情是真诚的（Empathy is genuine）。这是因为同感共情要求咨询师能够真情实意地进入来询者的内心世界，以设身处地地感受其喜怒哀乐。如果同感共情中没有真诚，就相当于大自然中没有空气，世间一切将由此变得苍白无力，生机全无。由此，咨询师要在同感共情实践中，学会真诚待人，实话实说，以取得来询者的信任。罗杰斯曾经说过重复就是力量，但是如果只是机械地重复来询者的话，既没有站在来询者的立场感同身受，也没有帮助来询者进行自我探索，这样的重复是不能达到同感效果的。

（4）同感共情是多方位的（Empathy is multi-dimensional）。这是因为同感共情交流中既有言语的交流，也有体语的交流。其中言语的交流包括谈话的语气、语调及措辞等，体语的交流包括谈话时的面部表情、坐姿、手势等，这一切都应该协调一致，传达着同感共情的信息。而如果咨询师一边与来询者说话，一边又在看表、梳头发、目视其他地方等，就会给来询者以心口不一、心不在焉的感觉。由此，咨询师要在同感共情实践中，不断克服自己的种种口头禅与小毛病，以给来询者最全神贯注的感觉。

总之，同感共情的目的在于帮助来询者敞开自己的内心世界，心理不设防，以能够正视自己的力量与不足，发现自身的非理性思维方式，最终有效地调整。对此，罗杰斯曾指出："治疗师必须具有一种特殊的感应能力，能准确地感受到当事人的个人经验，并能体会到当事人所表达的内容。只要进行得顺利，治疗师不但能够进入当事人的内心世界，去了解他所要澄清的各项意义，甚至在下意识

---

①具体内容详见我的《心理咨询基本功技术》一书。

里就能对情况一目了然。"

同感共情"不是"什么

简单说来，同感共情也具有以下之特征：

（1）同感共情不是同意（Empathy is not agreement）。两者的本质差别在于前者是对来询者内心感受的深刻理解与尊重，而非对对方想法和理念的完全接受；而后者是对来询者思想的完全认同。在心理咨询中表现同感共情，是为了"将心比心"，以尊重换信任，以理解促反思。由此，咨询师在同感共情实践中学会接受来询者，而不是认可他的某些非理性想法。

（2）同感共情不是同情（Empathy is not sympathy）。两者的本质差别在于：前者是一种主位式的反应，它包含了对来询者处境的怜悯，是一种居高临下的、恩赐似的反应；而后者则是客位式的，完全从对方角度看问题的反应，因而是平等的、共鸣似的反应。由此，咨询师在同感共情实践中切忌流露出悲天悯人的态度。

（3）同感共情不是移情（Empathy is not transference）。在心理学上，移情泛指个人把自己对以往生活中重要人物、事件及东西的爱与恨投射到另一个相关人物、事件及东西的意向。同感共情与移情的本质区别在于前者是一种平等、中立、公正的情绪反应；而后者则带有个人的偏见、偏好或是情绪指向。由此，咨询师要在同感共情实践中警惕自己的移情表现，不要将自己的想法强加在来询者头上。

（4）同感共情不是热情（Empathy is not simple kindness）。两者的本质区别在于前者是一种冷静、理性、温情的情绪反应；而后者则可能表现出过多的主动与主观。由此，咨询师在同感共情实践中切忌表现得过分主动、热情，那样会令来询者感觉不适，望而生畏。

总之，同感共情是心理咨询的入门功夫，它需要咨询师在谈话中表现得淡定自如、衷心诚恳。这就需要咨询师在实践中不断地反省自我、磨炼自我，以渐入佳境，娴熟把握。此外，同感共情不意味着满足当事人的情感与要求，而只意味着给他提供一个安全的、支持性的环境，接纳其人，而非其事。

心理咨询 小知识 | 罗杰斯论 同感共情

罗杰斯在各种论述中始终对同感共情给予高度的重视，把同感共情看作咨询师深入来询者的心灵世界、提供有效帮助的关键。他提出咨询师应该培养如下的能力[①]：

–有能力与来询者全面沟通；

–所做的回应都切合来询者想表达的意念；

–平等看待所有来询者；

–能够了解来询者的内心感受；

–设法谋求了解来询者的内心感受；

–掌握来询者的思路；

–在语调上反映出自己能体会来询者的内心感受。

简言之，在罗杰斯看来，同感共情是学会设身处地以另一个人的思想与情感去感受、体会周围的人和事物，它以真诚与平等待人为先决条件。

[①]摘自卡尔·罗杰斯所著 *On Becoming a Person: A Therapist's View of Psychotherapy*，1961年出版。

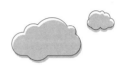

我的督导故事之三：洞察力就是"开心眼"

———————

　　洞察就是帮助来询者透过现象看本质，增强其对自我行为及动机的了解。换言之，洞察力的成功在于，对于来询者说出的困惑，咨询师能够给予合乎情理的理论解释。洞察力旨在使来询者看到自己的"背影"，有恍然大悟的体验。由此，洞察力就好比"开心眼"，使人看问题一针见血，针对来询者的连篇叙述，不断做出心理学的归纳总结。心理咨询师对来询者的问题描述没有洞察力，就好比医生对患者的病状描述没有诊断一样。

——题记

洞察力是心理咨询的另一项基本功。可以说，心理咨询师的成长历程就是一个洞察力不断提高的历程，依照哈佛大学咨询心理学教授佩里（Perry）的观点，所有的心理咨询流派都可分为两大类——洞察力类（Insight Therapies）和行为矫正类（Behavioral Therapies）。

什么是洞察力？简单说来，洞察力是人们对个人认知、情感、行为之动机与相互关系的透彻分析。用通俗的话来讲，洞察力就是透过现象看本质；而用弗洛伊德的话来讲，洞察力就是变无意识为有意识。在这层意义上讲，洞察力就是"开心眼"，就是学会用心理学的原理和视野来归纳、总结人的行为表现。

我第一次感受到洞察力是在给莫妮卡①做咨询时。莫妮卡找我咨询是因为她感觉在哈佛大学还不适应，所以想转到她家乡附近的一所很平常的学校求学。对此，我最初的做法是想方设法留住莫妮卡，并帮助她树立必胜的信念，打消她的念头。但没过多久，莫妮卡就不来见我了（专业上讲，这是阻抗的表现），这令我大惑不解。

在接受杜希的督导时，我谈了我的这份困惑和挫败感。杜希详尽地问了一些问题后对我说："我想你是陷入了莫妮卡为你设置的一个陷阱中了。"

"什么陷阱？"我急切地问。

"以我的判断，莫妮卡之所以想从哈佛大学转学，一定有什么心结没有被解开。"杜希回答。顿了一下，他接着说："而你却一味地要她树立信念，增强信心，这是对她真实感觉的不认同，难怪她会对你产生阻抗反应。"

"那莫妮卡为什么要从哈佛转学呢？"我不假思索地发问。

"这——"杜希想了想说，"这就需要你在咨询中多听少说，多探究少评论，多站在对方的立场想问题，而非想着一定要完成你的咨询计划。"

---

①详见《"我对姐姐怀有深深的内疚"》一章。

我深深地点一点头，接着问："那你说我现在该做什么呢？"

"我想你应该主动与莫妮卡联系，而且在咨询中少谈论怎样让她在哈佛大学留下来，多谈生活，少谈学习。"

渐渐地，我发现了莫妮卡执意要从哈佛大学转学，是因为她有一块难以言明的心病——当年她因为要求姐姐代她赴男友的约会，致使姐姐遭遇交通事故而身体瘫痪，所以莫妮卡的生活越是成功，她的内心就越感到对不起姐姐。而只有她感觉与姐姐一样平常时，内心才会感到平衡。换言之，莫妮卡想从哈佛大学转学不是因为学习不适应，而是因为她心里有愧。所以，莫妮卡能否在哈佛大学留下来，关键取决于她是否能与姐姐真心沟通，走出愧疚感的心牢，这便是此次心理咨询需要的洞察力。

通过这次咨询，我充分感觉到心理咨询远远不只是帮助来询者树立信念，增强信心。它需要人们具有敏锐的洞察力，透过现象看本质，化无意识为有意识，最终更好地认识自我、接纳自我、战胜自我。

洞察力和观察力的区别

洞察力和观察力是有一定区别的。观察力是一个人的知识与分析水准的结合，是一种需要长期实践、训练以及验证的技能。例如：对人的观察力，就需要丰富的心理学知识、长期的实践和对于固定观察样本的长期观察验证所能逐渐获得的经验；能自发形成观察力的人一般都具有宽广的心灵，而当观察能力达到一定水准后会自然而然地升级为洞察力。

而所谓洞察力（Insight），是一种特殊的思维判断能力。

具有洞察力的人，可以根据事物的表面现象，准确深入地认识到事物的本质及其内部结构或性质。在这点上，洞察力与直觉、预感有某些相似的地方，但是也有明显的差别。一般来说，直觉和预感，偏重于对事物发展变化的判断，而洞察力则直逼事物的本质结构，因此洞察力的智力层次和适用范围要比直觉、预感更深入、更广泛。事实上，许多洞察力事例更像是在提出科学假说。

所谓心理咨询洞察力（therapeutic insightful competence），就是指咨询师能够对来询者的认知、情感、行为之动机与相互关系进行归纳总结、透彻分析、深入探讨的能力。用俗话来讲，洞察力就是透过现象看本质；用弗洛伊德的话来讲，洞察力就是变无意识为有意识。在这层意义上讲，洞察力就是"开心眼"，需要用心理学的原理和视野来归纳总结人的行为表现。

洞察力是心灵凌驾在个人观察力的水准之上的，洞察力可以应用在对陌生人的认知上，体现在寻找问题根源上。达到洞察力阶段的时候，在观察人或事物时，无须思考就能在心里直接生成观察对象的轮廓，并能随着洞察力提升而更加清晰、全面。当然，洞察力的生成要求和心力消耗都要比观察力高。

洞察力不像观察力那样有具体的操作细节和步骤，它内含的是一个总括性的思想。虽可让人任意发挥，却有其潜在的规律！

精神分析理论的洞察分析就是做好以下三件事情：

（1）谈情结：探讨来询者内心深处的移情、偏好与偏见；

（2）谈意识：探讨来询者的种种有意识与无意识表现；

（3）谈人格状态：探讨来询者的人格冲突状态。

由此，咨询师要在与来询者的对话当中，探究其表面现象背后的潜在动机、人格状态的形成原因，以求"变无意识为有意识""化无知为有知"，终而调动其自我成长的动力，改变其对现状的不满。在心理咨询上，有"未完成情结（unfinished business）"之概念，它指个人因为某种尚未获得圆满解决或彻底弥合的事情，尤其是创伤或艰难情境，而在以后的人生中不断寻求满足。例如，如果一个人在童年没有得到足够的关爱，他就会不断地表现自己，以获得关爱的满足，或是妒忌或伤害那些曾经得到足够关爱的人。

在这层意义上讲，寻求关爱满足就是一个人的"未完成情结"，也就是他的情结。由此，这个人会在潜意识中十分关注、在意别人对他的态度，特别是对他勤奋、努力的肯定。也由于这样一种心态（意识），这个人一方面可能会表现得十分勤奋、自强不息、坚韧不拔；另一方面却表现得十分敏感、焦虑、猜疑，缺乏安全感。对此，心理咨询的目标就是帮他解决"未完成情结"，使他得到关爱上的充分满足，以重构自我的人格。

心理咨询 | 弗洛伊德和
小知识 | 荣格谈洞察力

　　在荣格自传《回忆·梦·思考》①的最后一页，荣格援引老子的话
"众人皆清，唯我独懵"作为总结。引用老子的话，荣格所要表达的正是
他在老年所感受到的。荣格称老子就是一个完美的象征，他具有超卓的智
慧，可以看到以及真切地体验到价值与无价值。受老子的影响，荣格在回
忆中这样写道：

　　"智慧老人的原型所洞察的是永恒的真理……我对于我自己越是感
到不确定，越是有一种内在生发的、与所有的存在均有联系的感觉。事实
上，似乎那长期以来使我脱离于世界的疏离感，已经转化为我内在的世
界，同时展现出一种意外而新颖的我自己。"

　　在此，荣格用智慧老人（wise old man）来形容我们内在所具有的有关
意义与智慧的原型意象（Archetypal Images）。在荣格的心理分析体系中，
他所提倡的男人阿尼玛（Anima）②发展最高阶段的索菲亚形象，以及女性
阿尼姆斯（Animus）③发展最高阶段的赫耳墨斯形象，他们都在不同程度
上具有这种智慧老人的意义。

---

①英文版，*Memories, Dreams, Reflections*，1965。
②阿尼玛（Anima）是荣格用来形容男人内在的女性存在的原型意象，其最高发展阶
段为索菲亚，属于男人内在的创造源泉。
③阿尼姆斯是与阿尼玛相对应的一个概念，象征着女人内在的男性成分，其最高发展
阶段为赫耳墨斯，一个充满灵感与创造的形象。

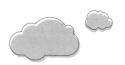

督 导 篇

我的督导故事之四：做高质量的回音板

———————————

听，是尊重的表示，理解的体现，信息收集的手段，关系建立的保障。倾听是所有咨询反应和策略的先决条件，是咨询过程中最先做出的反应。如果咨询师不能很好地倾听，就有可能得不到正确或完整的信息，就有可能讨论错误的问题，或过早地提出干预的策略。所以，掌握有效的倾听技术是非常重要的。

——题记

心理咨询磨炼人际沟通能力，这是该行业对其从业者的一大挑战。

心理咨询条件下的言语表述与交流不同于日常生活的言语表述与交流。它要求人们在听说时全神贯注，积极反馈，说话时高度简洁、概括且有的放矢。咨询沟通最忌讳听话时心不在焉，说话时言不由衷，令来询者对心理咨询摸不着边际，无所适从。

所以，提高咨询沟通力意味着咨询师要学会倾听，并用简洁、明快的语言响应来询者复杂甚至是混乱的内心感受，尽量做到话语中肯、言辞贴切。

由此，咨询对话修炼的最高境界是：多说一句话就是啰唆，少说一句话就是不明确。用杜希的话来讲就是："咨询对话重质量，不重数量。"

在没有入行心理咨询之前，我绝少认真检讨过自己说话中有什么不妥，也不在意一天说了多少的废话，基本上是想什么就说什么。但自从入行心理咨询之后，我开始有意识地关注自己每天都说了些什么，怎么说更好，由此我养成了说什么、想什么的习惯。这就好比我在自己的头上装了个"紧箍咒"，一天到晚给自己念，督导也帮着我一起念，时常搞得我是晕头转向的。久而久之，我发现自己的咨询表述能力有了明显的提高，这突出表现为废话少说了，语言精练了，说话中肯了。

一次，我与杜希专门讨论起咨询场合下的语言艺术。他形象地评论说："人们常用回音板来比喻咨询对话对来询者独立思考的辅助作用，好的回音板会让人一下子就听得见自己的心声，而差的回音板会使人无法听清自己在说什么。"

"怎么才能做好的回音板？"我不禁问杜希。他不假思索地回答："就是要善于对来询者的话语提问质疑，归纳总结，以推动来询者不断认清自我，发现问题。"

经过多年的实践与思考，我感到咨询沟通力之提高可以从以下几个方面入手：

谈感受： 针对来询者的倾诉，多问"你感受如何"或"你是不是这样感觉"之类的问题来促进来询者宣泄情绪。

谈具体： 针对来询者的叙述，多问"你可否说得具体些"或"你可否举个例子"之类的问题来帮助来询者厘清思路。

少评论： 不要对来询者的话语做是非判断，少说"你怎么可以那么想"或"你想得太多了"之类的话，而是鼓励来询者多做自我分析。

多提问： 不要木然、被动地倾听来询者讲话，而是对来询者的话提问质疑，以推动来询者看到自己平时看不到的问题，发现自己的思维、情感的误区和盲点。

勤总结： 针对来询者的连篇叙述，要勤做归纳总结，以抓住每一段话语的要点。在这当中，咨询师尤其要启发来询者自己去做归纳总结，以强化他的独立思考能力。

概念化： 针对来询者描述的问题，咨询师要善于加以心理学概念化（如谈某种情结作用、人格状态、防御功能），以为咨询探讨提供理论依据。

总之，心理咨询对话可谓人际沟通之艺术。人们唯有不断反思自己的咨询沟通表现，给自己念"紧箍咒"，才能功德圆满，修成正果，成为咨询沟通的大师。

"做块高质量的回音板"，这是杜希经常挂在嘴边的一句话，它也是所有心理咨询从业人员的奋斗目标。

倾听反应的四种沟通类型

日常生活中的"听"与"说"，可有多种表现。我们以会说为横坐标，会听为纵坐标，可大致分为四种沟通类型：愣说不听型、愣听不说型、愣听傻说型、善听会说型。这四种类型可以用一个坐标图来表示。

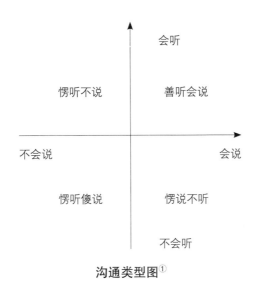

沟通类型图①

这四种不同的沟通类型，每一种都具有不同的特点和行为表现，其心理机制也不相同。

1. 愣说不听型沟通

愣说不听型沟通的特点就是强加于人，具体行为表现是：急于表现自我，强调自我感受，不断插嘴说话，不顾及他人的感受。其心理机制主要是自恋心理、自我中心。

例如，拿破仑与人的沟通就具有这样的特点。如，他对弟弟吕西安未经他同意就娶了已经怀孕的恋人恼火不已，命令说："你违背我的意愿娶妻，不能算是合法的婚姻。"吕西安反问："为什么？我们也是在教堂举行的婚礼。"拿破仑不悦地回答："吕西安！整个欧洲没有人如此同我讲话。我不承认这个婚姻，你快些离婚。"说着拿破仑把吕西安拉到地图前，"如果你离了婚，我可以让你在你喜欢的地方做国王，能让你富有快乐地生活。"吕西安却反驳说："我的生活

——————————

①具体内容详见我的《怎样做最好的自己》一书。

一直很快乐，我的婚姻我自己做主，绝不离婚。"拿破仑气得脸涨红了，大声叫道："我是皇帝！我有权决定一切！"吕西安不甘示弱地说："是，你有权力，你是皇帝。但我也有权对自己说，我爱我的妻子，我将永远与她在一起。""背叛！纯粹是背叛！"拿破仑咆哮道。

由此，这对新婚夫妇就被发配到意大利，再也没有回过法国。拿破仑的这种沟通与其自恋人格有关，总是把自己的观点强加给别人，很难与人取得同感共情。

2. 愣听不说型沟通

愣听不说型沟通的特点是被动呆板，其行为表现为：反应迟钝、机械听说、不善表达、不善提问、不善厘清自己及他人的思路。其深层次的心理机制为：依赖心理、缺乏主见和独立性。

例如，三国时的刘禅就是愣听的代表人物。蜀汉灭亡后，刘禅被接到了洛阳，刘禅不知道怎样跟人打交道，一举一动全靠郤正的指点。一次，司马昭在召见刘禅时问："您还想念蜀地吗？"刘禅回答说："这儿挺快活，我不想念蜀地了。"郤正在旁边听了，觉得太不像话。回去后对刘禅说："您不该这样回答晋王（指司马昭）。"刘禅问："依你的意思该怎么说呢？"郤正说："以后如果晋王再问起您，您就流着眼泪说：'我祖上的坟墓都在蜀地，我心里很难过，没有一天不想那边。'这样说，也许晋王会放我们回去。"后来，司马昭再问刘禅："您还想念蜀地吗？"刘禅果然按郤正教他的话说了一遍，还竭力装出悲伤的样子。司马昭看他这个模样，笑着问："这话好像是郤正说的吧！"刘禅吃惊地问："正是郤正教我的，你怎么知道的？"

刘禅原先完全依赖诸葛亮，后来依靠姜维，总是依赖别人，自身缺乏独立性，无主心骨，别人说什么就是什么，不动脑筋分析，也不用心体会。

3. 愣听傻说型沟通

愣听傻说型沟通的特点是有严重的沟通障碍，其行为表现为听话不专心，说话不得要领，很少反馈，也不在乎反馈。其深层次的心理机制是自我沉溺，严重自恋。

例如，晚年的秦始皇迷上了神仙方术，对那些方士言听计从，百听不厌，尽管他们的话中有很多破绽。他重用方士，不惜耗费巨额钱财，炼丹求药。然而世上没有不死之药，方士们为了躲避罪责，编造出种种名目为自己开脱。如，卢生就骗秦始皇说："寻求仙药而不得，是因为有恶鬼作祟。求仙之法，人主应该微行以避恶鬼，使任何人不知陛下的居处，这样仙人才会到来，仙药可得。"不想秦始皇竟真的做起"真人"来，并不再称"朕"。不仅如此，秦始皇还听信方士的话把皇宫搬进咸阳地宫，平时足不出户，一面批阅奏章，一面"接引"神仙，不许外人打扰。秦始皇晚年的时候，经常沉溺在自己的世界里，自言自语，不知所云。

由此，秦始皇一天更换无数次住所，完全成了一个梦游者，神出鬼没，胡言乱语，搞得别人莫名其妙。

4. 善听会说型沟通

善听会说型沟通的特点是善解人意，其行为主要表现为：虚心听、巧妙说、主动提问、积极反馈。而其心理机制主要是全神贯注、同感共情。

例如，1936年12月12日"西安事变"后，周恩来到西安帮助协调，宋美龄兄妹也急匆匆赶赴西安与周恩来进行面谈。开始时，宋美龄还端着委员长夫人的架子说："这次委员长不幸蒙难西安，据说是贵党背后策划的。"周恩来回答说："水结成冰，是因为天冷；弹出枪膛，是受了撞针的压迫。事情非常明白，这次西安事变完全是蒋先生自己逼出来的。如果蒋先生树旗抗日，这不愉快的事情能发生吗？至于说是我党背后策划的，有什么根据呢？完全是不合事实的无稽之谈！"

在此，周恩来言之有理，却又适可而止，令宋美龄在气势上先输了三分，不得已地说："别人这么说，我并不相信。"由此，周恩来以民族利益为重，措辞铿锵有力，情理相融，使人备受感染！

　　总之，善解人意就是知道该说什么，不该说什么。英语当中有句谚语：A capable man knows what to say, a clever man knows whether or not to say it（能者知道要说什么，智者知道该说不该说）。善解人意练的就是"该说不该说"的功夫。另外，在沟通中，还要注意体语交流，比如学习察言观色、用眼睛沟通、学打哑谜。这些，大家可以在现实生活中不断实践，并总结经验，这也是一门需要修炼的功夫。

　　美国著名心理学家丹尼尔·戈尔曼曾言，"准确感知他人的情绪是情商的突出表现"；哈佛大学著名心理学家加德纳也说，"体察他人的内心感受是人类的智力表现"。善解人意是需要人们一生一世修炼的功夫。

心理咨询
小知识

心理咨询师
要觉察口头禅

　　所谓口头禅，就是指那些经常挂在口头的习惯用词。如，人们常说"说真的""老实讲""我不骗你的""听我的没错"等话语，都是典型的口头禅。口头禅可以有多种表现形式，有些口头禅可能令人感觉无所谓，但有些口头禅却可能令人感觉很不舒服。依照心理学的理论，口头禅并非完全不用心的，其形成与使用者的性格、生活遭遇或是精神状态有很大关系。

　　在日常生活中，口头禅往往是言者无心，听者有意，但它有可能会对人际沟通与交往带来极大的阻碍。由此，咨询师要在谈话中不断觉察自己的口头禅，以确保它们不会影响你的倾听反应、表达与思想交流。

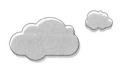

督 导 篇

我的督导故事之五：我与哈佛心理咨询室

—————————

在进行心理咨询之前，首先需要一个能够容纳咨询师与来询者的地方，为谈话提供一个环境。布置治疗室的方式将向来询者传递许多重要的信息，所有的细节都向来询者展示了咨询师是怎样的一位治疗师以及这位咨询师打算如何对待他。

——题记

哈佛大学心理咨询中心成立于20世纪40年代末期，是全美最早建立的大学心理咨询机构之一。心理咨询中心的第一任主任名叫威廉·佩里（William Perry），他早年十分关注大学生的自我成长，曾提出大学生成长"七段论"，并广受大家的认可。

有趣的是，佩里在当初命名哈佛大学心理咨询中心时，用的名字是Harvard Bureau of Study Counsel，其中文译名可为"哈佛学习咨商处"。这个名字一直沿用至今，是全美大学心理咨询中心中绝无仅有的名字。

我在哈佛大学心理咨询中心实习时，佩里还健在。出于对先辈的仰慕，我们几个博士生特别邀请他回到中心来向我们赐教。佩里欣然接受了我们的邀请，这令我们几个晚辈兴奋了好几天。

佩里来的那天，兴致勃勃地给我们讲述了中心的许多陈年故事，令我们听得如痴如醉。例如，他告诉我们，中心所在地林登街5号的三层小楼①，就是他亲自挑选的。当初，学校曾想给中心学校医院楼上的一层房间，其面积比现在的面积要大许多。但佩里拒绝了学校的美意，选择了现在的地址，因为他不想让学生把心理咨询与生病治疗联系在一起，那样会使学生对心理咨询产生不必要的顾虑，甚至偏见。

"我这里可不是医院，可学生进了医院大楼就很容易走错门呀！"佩里开玩笑说。

佩里还告诉我们，他早年开展心理咨询，许多学生都以为接受心理咨询就是做心理测试，或是做心理培训。所以当他鼓励学生做自我分析时，许多人都大惑不解。"他们以为来这里是听咨询师讲话的，不承想咨询师却要听他们讲话，有

---

①对于林登街5号的特点和布置，详见前文《哈佛大学心理咨询圣地：林登街5号》。

没有搞错呀？"佩里总结说。

佩里讲了许多话，问我们有没有什么问题。我张口说："请问当初你为什么会给这里起名为哈佛学习咨商处？你有什么特殊的考虑吗？"

佩里眯了眯眼睛回答："问得好，我当初之所以起这样一个怪怪的名字，一来是不想让大家把这里当作精神求助的地方，那样会使大家混淆心理咨询与精神治疗；二来我想把学习咨询与心理咨询紧密地结合起来，毕竟学生大部分的情绪问题都与学习有关。"

"那你现在怎么看呢？"我接着说，"据我所知，全国的大学心理咨询中心只有我们一家是如此命名的。"

佩里望望我，反问："年轻人，那你怎么看这个问题呢？"

我略想了一下说："刚开始时感觉很不自然，但时间长了也就习惯了。"

"我也是过了很长时间才习惯的。"佩里顺口说。他的话逗得大家都笑了，接着他又说："四十年前，当人们还对心理咨询心存顾虑时，我取这个名字是为了给这里的服务树立一个正面的、无忧无虑的形象。四十年过去，人们已经充分接受了心理咨询的理念，我想是该改名字的时候了。"顿了一下，佩里又自言说："为什么要改名字呢？哈佛大学的许多事都是怪怪的，我们就是其中之一，这不挺好吗？"

"那你能举个例子吗？"我好奇地问。

"比如说，哈佛的Winder图书馆就要求所有来借书的人最后都要通过游泳的考试，以悼念遇难于泰坦尼克号客轮的Winder本人①。这条规定对那些怕水的人和残疾人是很不公平的啊！但这也是实行了五十多年后才废除的。"佩里回答。

那天拜见老主任佩里，我最大的感受是，心理咨询在哈佛大学的开头，也真是不容易啊！

---

①哈佛Winder图书馆是哈佛校友Winder的家人以他的名义捐资建造的。它曾规定所有入图书馆借书的人必须会游泳，这条规定在20世纪60年代被取消了。

心理咨询室的意义

1. 心理咨询室的心理意义

心理咨询 "counseling" 的词干源于拉丁语和古法语。在拉丁语中，它有会议、考虑、忠告、谈话、智慧的意思。在古法语中，它是商谈的意思。心理学大师卡尔·罗杰斯认为，心理咨询是"通过与个体持续的、直接的接触，向其提供心理援助并力图使其行为、态度发生变化的过程"。而学习布置咨询室，则是每个咨询师的必备知识。

心理咨询是人心灵探索的历程，旨在使来询者无保留地公开自己的隐情，宣泄自己的情绪，反省自己的思想。所以，心理咨询场所的安排与布置，首先要给人以安全、祥和、舒适及充满生机的感觉，给人一片心灵净土的感觉。这应是心理咨询场所给人的第一感觉。

2. 心理咨询室的审美意义

心理咨询场所不仅要给人提供心灵净土的感觉，其房间的布置也应该具有一定的美感，让来者一进到屋内，就感觉放松、解脱，就想滔滔不绝地诉说自己的不平与烦恼，就想不断地再回到这间屋子里来。这就是心理咨询场所给人的暗示作用。

例如，墙的颜色应该是淡色的，沙发颜色也应该是浅色的，以使人放松情绪。

虽然每个人的审美观不尽相同，其房屋布置也风格不一。但怎样才能使心理咨询室本身也传达出希望、祥和、生机勃勃及不屈不挠的信息，这是每个心理咨询师应该认真思考的问题。

大家千万不要小看了咨询室的布置对来询者的巨大暗示作用，它也是心理咨询的一个重要组成部分。弗洛伊德曾言："在这间屋子里，任何一样东西都具有象征意义。"由此，咨询室的布置都要考虑到其象征意义。

心理咨询
小知识

弗洛伊德
怎样布置他的咨询室

　　弗洛伊德作为心理咨询行业的开创者及一代宗师，其咨询室的布置也表现出其鲜明的个性。

　　首先，弗洛伊德躺椅。这在今天是司空见惯的，但在19世纪后期，患者来看病，就应该坐在医生的对面，这样会便于检查和询问。而让患者躺在椅子上接受治疗，是对传统问诊模式的一项巨大变革，因为它会促进患者放松情绪，并自由联想。由此，弗洛伊德躺椅的象征意义在于，患者一进入他的治疗室，就进入了一种自我催眠的状态，因为这里是他可以放松身心的一片净土。

　　其次，弗洛伊德的古物摆设。弗洛伊德十分喜欢古物，他的书桌案头都摆放了许多他从各地搜集来的古物，以古代雕塑为主，据说也有咱们中国的唐三彩头像。这对于一个医生来讲也是比较另类的，通常私人诊所应该挂满各种证书或有关医学的图标。但弗洛伊德在咨询室里摆满了此等古物，给人一种强烈的探索与发现的感觉。换言之，摆设这些古物的象征意义在于，一旦进入了我的咨询室，我们就要开始一段"变无意识为有意识[1]"的征途。

　　最后，桃红色的色调。弗洛伊德似乎对桃红色情有独钟，地毯是桃红色的，连客厅的墙也是桃红色的。按理说，红色会令人感觉烦躁，不适合咨询室的布置。但桃红色则会令人昏昏欲睡，这对于催眠治疗，包括自由联想都会有帮助作用。所以，桃红色的象征意义在于，尽快进入催眠状态。

　　这下你该明白弗洛伊德为什么说"在这间屋子里，任何一样东西都具有象征意义"了吧。

---

[1]弗洛伊德主张，精神分析的目标就是"变无意识为有意识（Making unconscious conscious）"。

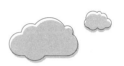

我的督导故事之六：幽默是治愈抑郁症的良药

————————

　　什么是幽默？简单说来，幽默感是一种捕捉生活中乖谬现象的敏感力，也是一种巧妙地揭露人际关系中的矛盾冲突的智力，其效果令人发笑，耐人寻味却又不引起反感。具体地说，幽默是一种特性，它能够引发喜悦，给人带来欢乐或愉快。而最重要的是，幽默本身是一种艺术表现，其合理运用，可增进人际关系，改善自我评价。

——题记

在哈佛大学心理咨询中心实习期间，我除了定时接受个人督导外，还不时参加一些校内外的工作坊或专题报告，以拓展我作为心理咨询从业人员的知识面。在所有的学习当中，给我印象最深的学习是有关抑郁症起因与治疗的报告。

这个报告是由哈佛大学医学院一位名叫Gilligan的教授做的。他首先将抑郁症分为四大类：内源性、更年期性、反应性与心因性，以及神经症性。具体地说，内源性抑郁症主要由生理与遗传因素导致，它又细分为：（1）单相抑郁症：只表现为抑郁发作，可一次或多次发作，如1969年诺贝尔生理学或医学奖获得者萨尔瓦多·卢里亚就是这种情况；（2）双相抑郁症：表现为抑郁与狂躁交替发作，如美国著名作家杰克·伦敦就患了此病，最终在发作时服毒自杀。

内源抑郁症主要表现为"三少或三低"现象，即情绪低落、话少、语调低沉、动作减少、思维迟钝等。患者感到一切都无聊乏味，对任何事情都提不起兴趣，感到自卑与厌倦，并可能产生消极厌世思想。

更年期抑郁症主要见于更年期阶段，女性在绝经期前后，即45~55岁；男性在50~60岁。更年期综合征的主要表现为：焦虑、烦躁不安、怀疑自己患有某种大病（疑病症）、恐惧紧张、胆怯怕死、情势不快，并伴有植物性神经系统功能障碍症状（如月经不规则、面部潮红、心悸、怕冷怕热、肠胃功能障碍等）。

反应性与心因性抑郁症主要受外界不良刺激或内心矛盾冲突所致。其中反应性抑郁症往往在受到超强精神打击后急性发病，如遭遇天灾人祸、亲人意外死亡、女性遭受强暴、家庭破产或离散、横遭冤屈入狱等；心因性抑郁症则是由于受到较次强度的社会或家庭不良刺激因素所致，如工作或生活中的挫折、高考落榜、就业困难、婚恋失意、人际关系冲突、家庭矛盾、夫妻不睦、未能晋升或提级等。

神经症性抑郁症，又称抑郁型神经（官能）症，其特点是有神经衰弱的许多症状，如失眠、记忆力差、精神不振作、头晕头痛、全身不适、胸闷、心悸等。

治愈这四种抑郁症，除了需要适当用药之外，还要配合心理咨询与合理的生活安排，此外就是鼓励患者多参加有益的体育锻炼与文娱活动。在所有非药物性调适活动中，Gilligan教授极力推荐幽默的升华作用。他一再强调幽默不仅是积极的精神防御机制，也是健康人格的重要指标，更是创新思维的突出表现。所以，培养幽默感是人一生最大的健康保险。

为了说明他的观点，他特别举了林肯总统的例子。林肯24岁时因恋人去世而患上抑郁症，一生都在与此搏斗。为了使生活充满阳光，林肯学会了幽默升华。他原本是一个不苟言笑的人，但为了改变性格，他每晚睡前要看些幽默文集才入睡，并喜欢给别人讲笑话。他最爱讲他在农场长大时听来的笑话，每当林肯在讲笑话时，他的脸就会放光，他的眼睛就会发亮，有时候他会控制不住自己先大笑起来，并笑得手舞足蹈。笑，成了林肯缓解压力与抑郁的最佳药方。

Gilligan教授最后总结说："林肯的一生都在与各种苦难、挫折做斗争，一般人早就受不了了，可他却默默地忍受了下来，并尽量用幽默来化解这一切，直至生命的最后一刻。在这当中，林肯不仅改写了美国的历史，也改变了美国人的性格。由于他的幽默感，美国人从早年清教徒不苟言笑的生活方式中彻底解脱出来，幽默从此成了美国文化中经久不衰的时尚。"

那天Gilligan教授的报告令我激动了许久，我不仅增进了对抑郁症的了解，也增进了对林肯魅力及美国文化的认识。

他的报告让我受益一辈子！

多年后我对幽默的研究与感悟

幽默是人际关系的润滑剂

幽默是人际关系的润滑剂。没有幽默的社会与家庭，是缺乏欢乐气氛的。如，有对夫妻吵架后不说话，一天丈夫回家后就开始翻箱倒柜地找东西。妻子看得不耐烦，就问："你在找什么？"不料丈夫说："我终于找到了我要找的东西，那就是你的声音！"著名心理学家弗洛伊德曾说："幽默是认知不协调给人带来的快感。"在这里，丈夫通过寻找妻子的声音，巧妙地表达自己寻求和解的愿望，展现了个人的智慧。所以，在大力倡导和谐社会的今天，幽默应当发挥更大的人际和谐作用。

在现实生活当中，很多人遇到冲突马上就出言不逊，恶语相向，但如果换上幽默的语言，效果就大不相同了。如在公交车上，一个急刹车让一位小伙子无意踩上了一位姑娘的脚，那姑娘生气地说："瞧你这德行！"小伙子平静地回答说："不是德行，是惯性。"姑娘扑哧笑了出来，这场不快就轻松地化解了。加拿大20世纪幽默作家斯蒂芬·李科克说："幽默的本质是通情达理；是对一切存在事物热忱而温存的同情；它的本质是爱，而不是蔑视。"由此可见，幽默是爱的艺术。表现幽默就是向他人抛出橄榄枝，让他看到你的宽宏大量。

幽默是创造力的同义词

西方社会的大量研究表明，幽默与创造力密切相关，相辅相成。西方的心理学家也视幽默为创造力的核心特征。如，美国心理学家罗伯特·奥尔森就指出："如果我们存在幽默的态度，就必能激发创新。"电灯的发明者爱迪生就极富幽默感。有人曾嘲笑他错用了1200种材料做灯丝，结果都失败了。爱迪生幽默地回应："我已经成功地证明了1200种材料不适合做灯丝。"幽默让爱迪生从另一个角度看待自己的失败，使他不断奋进。

这就给我们一个启示，构建和谐社会，需要大家培养幽默感。这其实也是在激发大家的创造力，培养人们从不同的角度看问题。心理学的研究也表明，幽默审美可以提高艺术创造和科学创造的能力，而科学创造能力的提高也就可以进一步提升人们的幽默审美能力。它们在创造过程中的同一性也正是彼此之间存在相互促进关系的基础，它们之间并不构成因果关系，可以离开彼此而存在。

幽默是人生智慧的结晶

幽默的最高境界是智慧。俄国作家赫尔岑曾言："笑，绝不是一件滑稽的事。"英国文豪莎士比亚也曾说："笑要有智慧，幽默不单是要单纯逗乐，还有排斥庸俗。"如，曾有一个外国记者问周恩来总理："在你们中国，明明是人走的路，为什么却要叫'马路'呢？"周总理不假思索地答道："我们走的是马克思主义道路，简称马路。"

如果遇到了类似别人讥讽你的情况，你用了敌对性的回应，那么会让对方觉得你没有风度、没有化解的智慧，最终可能两败俱伤；如果你用了自毁性的回答，等于贬低了自己，降低了尊严，这会让对方更加瞧不起你。而如果我们能像周总理那样表达，一来会锻炼我们的思维、增强智慧；二来既能维护自己的尊严又不损害他人。

让幽默进"三房"

构建和谐社会，需要将幽默深入人心。在这当中，我倡议要让幽默进"三房"——班房（教室）、病房、牢房。

幽默进班房，就是指幽默进入校园。近年来，校园暴力，学生自杀、他杀的事件屡屡发生。如震惊一时的马加爵案，就是因为口角之争而起了杀机，这都表明当代大学生缺乏化解压力的有效方法。而从小培养孩子的幽默感，能让他学会从更积极、乐观的角度看待矛盾和争端，化解心中的不满和压力，从而保持师生、同学之间的和谐关系。

幽默进病房，就是让病人学会愉悦心情。试想，病人整天愁眉苦脸、忧心忡忡，何以加快康复的速度。心理学的研究证明，笑对人身体的健康很重要，是一种情绪释放。如果在病房中多和人开开玩笑，讲讲笑话，病人就不会总关注自己的病痛了，反而会变得心情舒畅，并有利于医患关系的和谐。

幽默进牢房，就是使监狱也变成一个有欢声笑语的地方，这样最容易让服刑人员变得情绪平和。添加点幽默的因素，会帮助他们改善心态，积极地接受改造，能够减少他们对社会的抵触情绪。同时，幽默还可以帮他们增进人际沟通，从而增强自信。

最后，有必要指出，并非所有的幽默都是积极的。加拿大心理学家马丁根据个人使用幽默的不同方式将幽默划分为自强性幽默、和谐性幽默、敌对性幽默和自毁性幽默。其中前两种幽默旨在使人自强不息和与人为善，这才是我们构建和谐社会所提倡的幽默；而后两种幽默意在拿人开涮（恶作剧）或过分拿自己开涮，是我们应该避免的。

心理咨询 | 幽默治疗
小知识 | 走向社会

　　目前，美国幽默治疗的组织正大力将小丑逐步推向社会，作为缓解压力、和谐关系的一种手段。为此，多家的小丑训练学校还专门开设了幽默治疗的课程，教授人们怎样将小丑的表演与缓解生活压力衔接起来。在会上，我曾经遇到好几位经过小丑训练的护士、医生、社工等，他们都在各自的领域中推广幽默治疗。其中一位名叫Pat的护士告诉我，在训练学校中，她要置办小丑的全部行头，装扮起来还真像马戏团表演的演员。另外，小丑滑稽的动作、幽默的语言也是必不可少的训练项目。他们学成之后，就要到养老院、医院候诊室、病房等地做幽默演出。起初，他们只是做一些简单的滑稽动作，后来就将一些写有笑话的小卡片递到人们的手中，让大家在笑声中化解压力，重拾生活的欢乐。

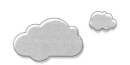

督 导 篇

我的督导故事之七：理解我是谁

学习心理咨询者，首先要做深入的自我分析与自我体验。否则，咨询师在咨询中，就很容易受个人生活经历与人格特质的影响而做出种种反移情的表现。本章介绍了我在大学做心理咨询过程中所做过的自我剖析与体验，它们极大地提高了我的自我觉察与自我成长的能力。

——题记

学习心理咨询的人要做自我的心理分析，这是我的任课老师的主张。他在上课第一天就明确告诉大家：凡欲从事心理咨询工作的人员，本人也应有被心理咨询的体验，不然怎么能感受到来询者的内心体验呢？因此，我决定要接受心理咨询！

然而，我要接受什么样的心理咨询呢？我能从心理咨询中获得什么益处？我见了心理咨询师会不会证明我有心理问题？我为学心理咨询而接受心理咨询，这样合适吗？带着这一系列的疑虑，我来到哈佛大学的心理咨询中心，约见了一位男心理咨询师。

第一天去见他，我心里充满了疑虑，担心他会认为我这是没事找事，浪费他的时间和精力。没想到，他在听完我的陈述后，很幽默地说："欢迎你加入我们的行列，你会发现你自己有很多问题。"

"有什么问题？"我紧张地问。

"有心理问题呀！"他笑着说，"比如，你为什么要学习心理咨询，这本身就是一个心理问题！"

"什么，我学心理咨询是因为自己有心理问题，你不是在开玩笑吧？"我更感困惑了。

望着我紧张的样子，他颇为严肃地接着说："其实我讲你有心理问题，不是指你有什么心理毛病或心理疾病，而是指你有许多心结没有得到化解或认识。"

"咳——"我长舒了一口气说，"你是指我有很多的心结没有化解或认识到，这不是每个人都有的现象吗？"

他点点头说："对呀，不光你有许多，我也有许多。专业上，这叫未完成情结，老师没在课上讲过吗？"

"老师是提过，但我从未联系到我自己。"我顿了一下又问，"你凭什么说我学心理咨询是有自身的心理问题？"

"不是心理问题，而是心理情结，"他打断我的话说，"其实，我这么讲是泛泛而谈，因为每个人喜欢一样事物都有其深刻原因。这就好比同样是漂亮的女孩子，你会特别喜欢某一种类型的，而不喜欢另一种类型的。这其实是一种自我需要的投射，反映了你的某种潜意识需求。"

我想了想说："但你还是没有回答我的'我学心理咨询是因为自己有心理问题'的提问。"

他动了下嘴说："既然你现在就在学心理咨询，倒不如你给自己做个心理分析，你为什么要选择学习心理咨询，是什么心结在推动你？"

"这——"我一时语塞，心想这心理咨询师的嘴可真够厉害的。

"一时想不出来吧？我给你一个提示，"他说，"你学心理咨询是为了帮助谁？"

"当然是为了帮助别人啦！"我不假思索地回答。

"不完全对，其实也是为了帮助你自己！"他诡秘地说。

"帮助我自己什么？"我更感困惑了。

"这就是我给你的提示，你自己好好想想。"他回答。

我沉思了一阵子说："我想我是想更加了解自己、完善自己吧。"

"了解你自己什么，完善你自己什么？"他紧逼着问。

"了解我的长短处，然后尽量做到扬长避短。"我迟疑地说。

他眼睛长时间盯着我，慢慢地说："其实，不尽其然，所有的心结或情结都是无意识或下意识的，不是你自己可以理性分析得出来的。所以你还是没能回答我的问题。"

这家伙太厉害了！本来是他回答不出来的问题，现在完全推到我头上了，我自忖。此时我想起老师课上讲过的静默技巧，决定加以利用，所以我也盯着他的眼睛，不做回答。

对视了一阵子，他主动开口说："你的静默表示你想要我替你回答，老实告诉你，我真的不能替你回答，虽然我真心想这样做。我还可以老实告诉你，你不挖掘出你在心理咨询中的潜意识情结，你就做不好心理咨询，也不配做心理咨询，因为你需要明确了解自己在咨询过程中的移情和反移情表现。"

我机械地点点头，品味他这句话的含义。

"这样吧，"他继续说，"我看今天你和我都不能回答这个问题，倒不如你回去好好反思一下，我们下次接着谈。"

我点点头，起身欲离去。不料他打手势让我坐下，问："说说看，今天你来找我，都有什么感受？"

我想了一下说："我最大的感受是作为一个心理咨询师，我们不仅要分析别人，还要分析自我。这是我从未想过的问题。"

他点点头问："还有什么呢？"

"还有就是，心理咨询师要善于启发来询者思考，就像你今天启发我一样，让我感到你的嘴真是够厉害的呀。"我继续说。

他又点点头说："我承认今天对你的口气是硬了一点，我完全可以与你多建立一些同感后再切入主题。但我今天这样做是针对你对心理咨询的一个偏见。"

"什么偏见？"我紧张地问。

"就是学心理咨询的人不需要做心理咨询。你说是吗？"他笑问。

"我有吗？有了我就不会来见你了。"我自辩道。

他没有直接回应我的话，而是问："那你觉得今天的会面有收获吗？"

"很有收获。"我点点头。

"那就好！"就这样我们结束了那天的会面。

在后面的会面中，我越来越感到心理咨询中自我分析的重要性，也挖掘出我许多未完成的心结。在此基础上，我后来写出了《少年我心》这本书，我真要好好感谢那位心理咨询师为我开了窍。

我感到，每个心理咨询的执业者都要给自己做心理分析。

谁是我背后的推手

心理督导的一个重要领域是帮助咨询师解答"我是谁"的问题，这包括确认对某一咨询流派的定向，确认对某类咨询流派的定向，确认对某类咨询的偏好

（如自我形象咨询、婚姻咨询、厌食症咨询等），着重操练某几项咨询技巧，挖掘个人的未完成情结与反移情表现等。这从方方面面增强了咨询师对自我职业的了解。

例如，我在哈佛大学修心理咨询理论课时，老师曾布置了一道作业——找同学彼此做心理咨询，然后写成报告上交。我找到了一个男同学做咨询练习，他是一所中学的副校长。我们议定谈各自生活与工作烦恼，然后给对方做心理咨询。我谈的问题主要是眼下的学习和生活压力，而他谈的问题则是工作中遇到的困惑烦恼。而在给彼此做咨询时，我总是有意无意地替他做问题分析，他却总是自然不自然地鼓励我积极面对困境。

我们把这一现象归因为文化作用的结果，即中国文化重师生关系的指导性，西方文化重师生关系的自主性。但后来我们发现，这种归因方法有失全面。因为我虽然好替他做问题分析，却并未具体指导他该怎么做；他虽然好对我进行鼓励，却没有深入展开。带着这个问题我们去请教老师，他告诉我们如果我们的差异不是文化的作用，那一定是人格的作用了。

那么，又是什么因素导致了我们的这种选择差异呢？老师提示我们，人格因素可能是个人生活经历的作用，也可能是教育熏陶的作用。至于哪一种因素更重要，需要我们自己去挖掘。由此，我们俩又对彼此咨询取向的人格基础做了一番分析。结果发现，我之所以看重洞察力是因为我在潜意识中把心理咨询当学问来做了，所以对我来讲，心理咨询之奇妙莫过于其给人带来睿智和启发；而他之所以看重心理咨询的自强力是因他曾一度是个差生，后来在一个老师的鼓励之下彻底改变了自己，所以对他来讲，心理咨询的威力莫过于它给人带来的人格变化。

我们每个人在心理咨询的学习和实践中，都深受各自的人格成长和生活阅历的影响。这种影响多半是无意识的或下意识的，一个训练有素的咨询员应该不断探索这些影响的表现，并主动地加以调整和转变。这便是对"我是谁"的思考。

我到哈佛大学心理咨询中心实习后，就更加关注这个问题，并时常与督导加以探讨。他们对我的主要结论有：

-我对心理咨询的理论兴趣要远远大于实践操作；

－我对洞察力的领悟要远远胜过对同感力的把握；

－我对精神分析或心理动力学流派有着本能的爱好；

－我更适合做个人咨询，而非团体咨询；

－我从事心理咨询最大的优势是长于思考；

－我从事心理咨询最大的问题是过于主动；

－我从事心理咨询培训教育会比直接做心理咨询更有成就感。

……

对于督导的上述结论，我不是每一条都立即接受的。但随着时间的流逝，我越来越领悟到他们对我的"我是谁"理解的洞察力。这也深深影响了我后来的职业生涯规划与事业发展。

心理咨询
小知识

美国心理学会对
咨询心理学的认证要求

美国的咨询心理学资格认证制度包括培养机构资质的认证和学校心理健康教育工作者资格认证两个部分。培养机构资质需要得到美国心理学会（APA）的认证。美国心理咨询师的资格认证又分为两类，一类是州强制的资格认证，一类是国家水平的自愿的资格认证。

其中州的资格认证由州政府的教育部和心理学审查委员会分别负责咨询心理学与心理健康教育工作者的资格审查和执照颁发。每个州的资格认证标准差异很大，但一般都要满足教育、考试和督导下的实践经验等三个方面的要求。教育要求主要是指，获得心理学硕士、心理学博士学位及以上学位并获得执照的，可以在督导的指导下开业。考试要求是指，州政府组织的EPPP（Examination for Professional Practice in Psychology）考试，有些州还会加试法学、伦理学等。此外，资格证书和执照都有不同档次，有全国通行的，有州内通行的，这主要根据申请人学位水平、经验和各州的规定来确定。

国家水平的资格认证是由国家咨询员认定委员会负责，有职业、老人学、心理健康、学校和成瘾等五种专业资格。咨询心理师的最低标准是获得心理学或相关专业硕士及以上学位，有两年研究生毕业后的心理健康与教育工作经验（包括在督导指导下的实践经验），通过国家咨询员考试，并且还要求继续教育和遵守有关的伦理标准。

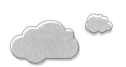

督 导 篇

我的督导故事之八：吾一日三省

————————

　　觉察力就是培养自我透明度，这是咨询师自我成长的基石。咨询师需要培养觉察自省的能力，这是咨询师成长的重要部分。从某种程度上说，当一个人经历了觉察自省的过程，可以更加真切地体验到自己的内心世界，感受到自己内心中的真实自我，才能有把握在以后的心理分析过程中，有效地发挥心理咨询师的角色作用。苏格拉底曾言："没有反思的生活是不值得过的生活。"心理咨询师的成长，就是在反思中完成的。

——题记

如果说同感力与洞察力是心理咨询师的看家功夫，那么反省力则是心理督导的基本功。

简单说来，反省力指咨询师对自我在心理咨询中对诸项技巧之运用成效的内省能力。这通常包括对同感表达、言（体）语交流、清晰概念、解析、面质、澄清、沉默等咨询技巧运用的自我监督、批评、完善的能力。由此可见，培养反省力是一个培养良好习惯的过程，它要求咨询师不断反思、省悟自己在咨询过程中说过的每一句话语，做过的每一个判断，并做出及时的调整。从这层意义上讲，咨询师的能力成长在很大程度上也是靠自我的不断醒悟来完成的。

哈佛大学心理学教授霍华德·加德纳（Howard Gardner）提出，人的智力有七种形式，其中之一就是内省智力（Intra-personal intelligence），它泛指个人认识、洞察和反省自我的能力，表现为能够正确地意识和评价自身的情绪、动机、欲望、个性、意志，并在正确的自我意识和自我评价基础上形成自尊、自律和自制的能力。

它包括个人能够及时体察内心变化的能力、及时发现自我优缺点的能力和及时调整自我状态的能力。心理咨询是听与说的艺术，其能力的提高要求一个人对自己在咨询中的所言所思、所作所为具有高度的反省力。而内省智力对心理咨询反省力有极大的推

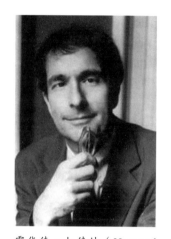

霍华德·加德纳（Howard Gardner），世界著名教育心理学家，最为人知的成就是"多元智能理论"，被誉为"多元智能理论"之父。现任美国哈佛大学教育研究生院心理学、教育学教授，波士顿大学医学院精神病学教授。任哈佛大学"零点项目"研究所主持人，专著超过20部，发表论文数百篇。超过20所大学颁给他荣誉学位。《纽约时报》称他为"美国当今最有影响力的发展心理学家和教育学家"。

动，咨询师的自我成长亦有赖于内省智力的完善。内省智力可谓咨询师的基本专业要求与训练，也是咨询师觉察力的基础。

具体地说，美国哈佛大学教育研究生院教授霍华德·加德纳发表了《智能的结构》一书，提出了一种全新的有关人类智力结构的理论——多元智力（国内也称作多元智能）理论。在加德纳看来，智力并非像传统所说是以语言、数理或逻辑推理能力为核心的，也并非以此作为衡量智力水平高低的唯一标准，而是以能否解决实际生活中的问题和创造出社会所需要的有效产品的能力为核心的。

加德纳强调，自我认知智力强的人通常能够维持写日记或睡前反省的习惯；经常试图从各种的回馈渠道中了解自己的优缺点；经常静思以规划自己的人生目标。心理咨询是听与说的艺术，其能力的提高要求一个人对自己在咨询中的所言所思、所作所为具有高度的反省力。而内省智力对心理咨询反省力有极大的推动，咨询师的自我成长亦有赖于内省智力的完善。

我在哈佛大学心理咨询中心实习时，每星期都要分别见两至三位督导。常常是同一段心理咨询对话录音要播放好多回，从不同角度不断觉察、探讨其中的问题与不足，并反复商讨怎样说（或做）效果才会更好。如此天长日久，我对自己在咨询过程中的言行表现养成了一种本能的质疑思考习惯。到后来，我时常不需督导指点就可以滔滔不绝地做自我分析。

比如，我在给一位名叫嘉慧[1]的女生做咨询时，起初我只是不断地认同她无法承受父亲强迫她报考哈佛大学法学院的挫败感。在与督导芮内会面中，她提醒我嘉慧诉苦只是表面需求，她的深层次需求是寻求我支持她逆反父亲的理由。由此，我越是与她谈同感共情、换位思维，就越会强化她的挫败感和学习无助感。相反，我唯有与她探讨怎样与父亲有效地沟通，才能强化她面质父亲、理解父亲，并找到做自己命运主人的信心与能力。

芮内的督导给了我极大的启发，它使我省悟出自己对同感理解的一个误区：

---

[1]嘉慧是《职业选择：听自己的，还是听父母的》的案主，她因父亲强迫她报考哈佛大学法学院而找我咨询，我运用"来询者中心疗法"帮助她学会与父亲沟通，做自己命运的主人。

同感既可帮助一个人宣泄不良情绪，也可增强一个人习得性无助感①。

还如，我在给一个名叫查理②的男生做咨询时，起初我也是不断启发他换位思考，理解自己对女友海伦的伤害，但督导杜希启发我多在查理的人格缺陷上做文章，以帮助他看到其失恋背后的自我中心与完美主义之诱因。在给查理做咨询的那段日子里，我感觉自己就像是一个话剧演员，一天到晚都在琢磨自己该说哪些话，怎样说那些话，说了之后又有什么效果，怎样说才可以取得更好的效果。

由此，我感觉自己就像婴儿那样在重新学讲话。我把这一感觉告诉杜希，他笑笑说，学做心理咨询确实令人有重新学说话的感觉，因为你必须准确地说出每一句话，并准确地理解每一句话。

而这一切，都需要咨询师具有高度的反省力，正如曾子所言："吾日三省吾身。"

心理咨询师的觉察自省

简单说来，心理咨询觉察力（therapeutic reflective competence）就是咨询师学会自我反省，培养对自我透明度，认识并化解自我的反移情的能力。这包括个人能够及时体察内心变化的能力、及时发现自我优缺点的能力和及时调整自我状态的能力，主要包括以下部分：

（1）自我觉察：移情觉察、偏见觉察、人格完善觉察、自我防御觉察等；

（2）言语觉察：口头语觉察、常用语觉察、体语觉察、副语言觉察等；

（3）表情觉察：眼神觉察、笑姿觉察、眉宇觉察等；

（4）服饰觉察：服装觉察、首饰觉察、发型觉察等。

---

①习得性无助，是指人或动物在特定的情境中由于其行动结果重复性失去控制而习得的无反应或麻木状态，即使以后当事件完全处于控制下时，个体也不努力去控制，而觉得希望渺茫无所作为。它是一种由于后天学习而形成的无能为力的心理体验。

②查理是《爱情神话的破灭》的案主，他因失恋找我咨询，我运用"理性情绪疗法"帮助他发现其个人在失恋中的责任，并学会宽恕女友与自己。

弗洛伊德曾言："所有学习心理分析欲成为心理分析家的人，都必须首先接受并完成个人的心理分析。"直到如今，精神分析与分析心理学的培训还将自我的心理分析作为其核心内容。弗洛伊德还言："在治疗室内，任何事物都具有象征意义。"由此，咨询师要用心觉察自我的神态、服饰、动作所可能代表的意义，这也是同感共情的基本要求。

心理咨询
小知识

弗洛伊德的自我觉察
与"俄狄浦斯情结"的提出

　　弗洛伊德在做自我分析时发现，他从小就对母亲有一种特殊的依恋。这种依恋有着强烈的排他性和独占性，甚至由此妒忌父亲与母亲的亲密关系。由此，弗洛伊德得出了一个重要结论，即人类从小就有一种"性欲"，它构成了人最基本的"原欲"，它可谓人一切精神力量的原动力。弗洛伊德将之称为"性动力"或"性原欲"。在此基础上，弗洛伊德创立了"俄狄浦斯情结（Oedipus Complex）"理论，它是弗洛伊德精神分析学说的基本理论之一。

　　1897年10月15日，弗洛伊德在一封自我分析的信中提出，"俄狄浦斯情结"的两个核心因素是对双亲一方的爱恋及对另一方的妒恨。他认为，这是童年心理活动的基本内容，也是人类一切复杂的精神现象的"胚芽"。此后，弗洛伊德在讲述精神分析学说时，都以"俄狄浦斯情结"为其核心。

　　这，便是弗洛伊德觉察自省的巨大收获！

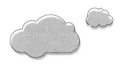

督 导 篇

我的督导故事之九：相互督导威力大

相互督导，不但是一种朋辈间的专业学习，同时也是心理咨询师们一个共同成长的机会。相互督导使我们每个人都看到自身业务成长上的弱点，也更增进了我们之间的信任与情谊。

——题记

我在哈佛大学心理咨询中心实习时，另有三位临床心理学与咨询心理学的博士生也在做实习并接受督导。平常我们每个人都是各忙各的，但有几次杜希组织我们四个人相互督导，发现各自的问题，其成效不亚于个别督导。

在这些活动当中，给我印象深的一次是关于同感技巧的相互督导。那次活动分两个部分：理论探讨和实际操练。就理论探讨部分，我们委托其中一位博士生就什么是同感做了一个深入的理论概述。她从弗洛伊德的观点说到罗杰斯的想法，从在"来询者中心"的功能说到在"行为疗法"中的作用，其中我记忆最深的是阿德勒（A. Adler）的比喻——同感是穿上病人的鞋子来观察与感受病人的体验，以及罗杰斯（C. Rogers）的理念——同感就是无条件的积极关注和咨询师的一致性。

做完报告，那个博士生要求我们每个人都用自己的语言来描述什么是同感。我对同感有四条比喻：

（1）情感对焦：同感就如同旧式的135、120型号照相机一样，需要不断地对焦来调整画面的清晰度，否则同感就会给人含混不清、似是而非的感觉。

（2）思维并轨：同感就如同火车轨道一样，如果咨询师不能进入对方的内心世界，他们就像两条铁轨永远不能并到一块儿去，那是同感的最大失败。

（3）接话茬子：同感成功的表现是，来询者说出上半句话，咨询师能够准确说出下半句话。

（4）说贴心话：同感的最高境界是，来询者无论说什么，咨询师都能说出他的心里话，令对方备感温暖。

我的四条比喻受到了另外三位博士生的一致认可，他们还十分欣赏我的概括力和形象思维能力。随后，我们每个人都拿出一段咨询录音播放，让大家评论，批评指正。往往是一句话大家议论好久，当事人自己想不到的地方都让大家指出来了。我那次播放的是我给莫妮卡的咨询录音，他们很快就听出我对莫妮卡不断说教、建议的问题，并建议我下次再见莫妮卡时少评论、多提问。其中一位博士生还提醒我这是在替莫妮卡当家做主，犯了心理咨询之大忌。

后来，我与杜希专门谈了我对这次活动的感受，他笑着对我说："我说什么来着，你这个人长于理论分析，却短于倾听同感，这回你信了吧？"再后来，我把这归结为"绍兴师爷情结"——说得多，听得少；教得多，议得少。当我跟其他三位博士生分享这一发现时，他们异口同声地说："你看，又来理论分析啦！"

共同督导使我们每个人都看到自身业务成长上的弱点，也更增进了我们之间的信任与情谊。实习结束时，我们四个人一道吃饭庆祝，说着说着我们又说回各自的咨询问题，感觉又是另一次共同督导。

共同督导威力大，所以当我1991年回国讲学得知学员们没有督导时，就极力建议大家建立联合督导的机制，定期聚会，轮流坐庄，面对咨询中的疑难问题集思广益，群策群力，最终带动大家共同成长。

我的建议受到了北京大学生心理咨询界同行们的认可，他们坚持了好几年的联合督导，受益匪浅。1994年我再次回内地讲学时，听说这点，备感欣慰！

相互督导中培养自我透明度

培养自我透明度是咨询师个人成长的一个重要方面，也是咨询督导的一个重要内容。所谓自我透明度，指的是咨询师对自我从事心理咨询行业所存在的种种个人问题的深入了解与洞悉。

在专业上，这突出表现为咨询师对个人的种种未完成情结与反移情倾向的深刻认识，若缺乏了解，可能给咨询过程带来不必要的误导和伤害。所以，培养自我透明度，旨在使咨询师在帮助他人成长的同时，也帮助自我成长。毕竟对自我没有充分了解的人，是不配也不可能帮助他人充分了解自我的。

就精神分析而言，反移情是咨询师由于其以往生活经历和人际关系作用对来询者形成的心理反应倾向。它是一种对特定人物、事件、环境等的定势思维，或是一种因情感投射而产生的特殊偏好、偏见，终而形成某种情结表现。所以，反移情是一面镜子，它可以"照出"一个咨询师在咨询过程中可能出现的种种有意识、无意识的认知、情感意向。

在哈佛大学实习咨询时，我在相互督导的过程中，与大家共同探讨，发现我在咨询中常由于"二外沉浮情结"的作用而对来询者做过多的鼓励与说教。

具体地说，我当初在北京第二外国语学院读书时[①]，曾有过一次巨大的学习沉浮：大一开学摸底考试时，我的成绩在班内名列前茅；到了期中考试时，我的成绩居班内中不溜的水平；到了期末考试，我的成绩落到班内最差的。为了改变学习的落后局面，我牺牲了许多节假日，终日学习不倦，如此到了大三，我的成绩终于开始回升，并最终重归前茅之列。这段曲折经历使我对挫折有一种强烈的期望，就是通过锲而不舍、坚持不懈来最终改变局面。久而久之，这种期盼便形成了一种定势思维，也成了一种情结表现。

由于我的"二外沉浮情结"，我在为丽莎做咨询时，很快就找到了共同语言，并能够获得丽莎的充分尊重与信任。然而在给莫妮卡咨询时，我的"二外沉浮情结"对我的咨询起了许多阻碍作用：首先，它影响了我的同感交流，内心深处总是想拿自己当初的辉煌去激励莫妮卡；其次，它使我误断了莫妮卡的问题核心，一直以为她的问题是适应不良与缺乏斗志；再次，它使我不善倾听莫妮卡的倾诉，关注焦点一直停留在问题表面。说白了，我就是拿着自己的经验去帮助别人，按照自己的生活经历去塑造他人的生活。这是典型的反移情表现，它使我很快落入主观武断、按经验办事的陷阱，对莫妮卡空谈"坚持就是胜利"的道理，一再忽略她愧疚感的内因，最终使莫妮卡对我的咨询产生了巨大的阻抗。

所以，心理咨询既要帮助别人了解自己，也需要不断地加深对自我的了解。前者是帮助别人认清自我成长中的种种误区，后者是发现自我能力完善上的个个盲点。"二外沉浮"经历对我来讲，既是一种资源，也是一种阻碍。我需要对此

---

①我大学本科是在北京第二外国语学院英语系读的。

有清醒的认识，以便在工作当中加以灵活运用。这，便是自我透明度的作用。

总之，心理咨询行业区别于其他行业的一个突出标志是它非常注重咨询员个人的成长，其中一个重要的方面就是增强对自我的了解。发现个人的反移情表现，认清自我透明度的一个个盲点，是咨询师一生一世的职业挑战。

心理咨询
小知识

弗洛伊德
对移情的体验和理解

在《歇斯底里研究》一书中，弗洛伊德使用的第一个案例是伊米夫人的案例。

伊米夫人从1898年5月1日起接受弗洛伊德的"宣泄治疗（Catharsis Therapy）"。在治疗中，弗洛伊德使用了"梦游法"，加以暗示、推拿等方法。在治疗中，弗洛伊德发现，治疗效果的好坏取决于病人与医生的个人关系。如果双方关系不好，则所有疗法都会失效；如果双方关系很好，则所有疗法都会生效。

一天，伊米夫人突然用双臂搂住弗洛伊德的脖子，表示很享受治疗过程。此时，恰好一位工作人员进来，才把弗洛伊德从尴尬中解救出来。不过这件事情使弗洛伊德认识到，医生与病人的关系可以对治疗效果起重大作用，就是因为人类的神经活动大都以性欲为基础。

在此后二十年里，弗洛伊德不断指出，移情现象证明了神经冲动起源于性欲。这使得弗洛伊德更加坚信，性冲动是精神现象的本源。

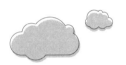

督 导 篇

我的督导故事之十：学做心理咨询的苦与乐

———————————

学习心理咨询者，有苦也有乐。时而与来询者共同走上人生巅峰，体验登天的感觉；时而又因为承载太多负面情绪与情感垃圾而跌落谷底，承受生命不能承受之重。那么，心理咨询究竟是苦还是乐？每一位心理咨询从业者的心中，都有着一个只属于他自己的答案。

——题记

学了近两年的心理咨询，我有幸申请到哈佛大学心理咨询中心（Harvard Bureau of Study Counsel）做两年的心理咨询实习，这是一段苦乐参半的日子。

先说做心理咨询之乐，我曾一再给人带来过登峰体验。其中令我印象最深的是我为罗伯特做过的咨询。他的女友安娜爱上了另一个男生，这使罗伯特痛心疾首。他整日都沉浸在与安娜共处的回忆当中，晚上时常泡在酒吧里借酒消愁。罗伯特坚信安娜早晚是属于他的，也与他最匹配。罗伯特越是这么想，就越不能摆脱失恋对他的折磨。

在给罗伯特做咨询时，我没有否定他爱安娜的合理性，而是竭力帮助他反省在与安娜恋爱当中，哪些方面令他十分满意，哪些方面令他不甚满意。久而久之，我便勾画出了罗伯特心目中的理想恋人形象。然后，我又让罗伯特列举出他过去和现在的生活中，哪些女性符合他的理想恋人标准。罗伯特列举出一大堆人物，其中有他的同学朋友，还有小说和银幕人物。

如此谈着谈着，我们谈论焦点不再是安娜与罗伯特分手的痛苦，而是罗伯特到底要找一个什么样的恋人。罗伯特越说越兴奋，越说情绪越高昂，最后总结说，他与安娜相爱，从来没有认真想过安娜在哪些方面适合他，在哪些方面不适合他。现在看来，安娜也不是完美无缺的。

罗伯特不再为与安娜分手而痛心无比。他坚信，只要自己明确到底要找什么样的女友，机会总会出现的。这何尝不是一种因祸得福呢？失恋不失意，这就是我为罗伯特带来的登峰体验。

像这样通过改变来询者的认知来调整其心态的成功咨询，我曾做过许多起。而每一次咨询成功，我自己也伴有一种登峰体验。后来，我把这些案例整理成册，出版了一本名叫《登天的感觉》的书。它是国内第一本系统地以案例分析方法介绍心理咨询的书，甚受行内人认可。

　　然而，在哈佛大学做心理咨询，我不是每天都感觉生活在欢乐谷似的。首先，我要饱受"听评书掉泪，替古人担忧"的折磨。因为每个来询者到我这里咨询，都要宣泄其忧愁烦恼，这实际上是在我的头上倾倒其内心的情感垃圾，而我必须照单全收，再加以净化处理。听多了，我真是感到心累，毕竟我也是人！

　　一段生活的不幸，或一曲爱情的悲歌，可以令我心情久久不能平静。

　　其次，我要时时面对"话说得不得体，还不如什么都不说"的苦恼。这是我的督导挂在嘴边的一句话，它提醒我们时时刻刻要反省自己说过的每一句话。从小到大，我基本上是想什么说什么，但自此之后，我必须学会说什么想什么，这是心理咨询的基本功训练。它害得我一度都不敢张口说话了，感觉一开口就出错，我从来没有这么缺乏自信过。

　　还有，我在哈佛大学心理咨询中心实习工作的两年间，每周工作十八个小时，却分文未得。这是因为在美国，大部分的心理咨询实习都是没有经费资助的[①]。所以，一方面我在竭力帮助别人调整心态，另一方面我自己的心态就一直处于不平衡中，毕竟我可以用同样的时间去做其他有经济回报的工作。我时常在想：我这样努力把每个来询者送上山峰，可我自己为什么总是感觉在山脚？！

　　欢乐也好，烦恼也罢，两年的实习使我充分认识到做心理咨询工作本身就是培养一个人的积极心态。如果一个心理咨询师不能从骨子里练就一身辩证看待得失、积极面对挫折的功夫，他就是再有心理咨询的悟性和洞察力，也做不好这项工作。因为他的心态不对，早晚会影响他对人对事的态度。

　　说到底，不能助己，焉能助人？！

心理咨询是配方加偏方

　　在我对心理咨询近三十年的学习、教学和实践中，我深深地感到：心理咨询是配方加偏方。心理咨询之所以是配方，是因为心理咨询与治疗的有力实施，

----

①在美国，绝大部分的心理咨询实习都是没有经济收入的，这是师父带徒弟的延续。

需要在来询者的问题性质及个人气质与咨询师的个人风格及主攻方向之间寻求平衡，达到两者的最佳匹配。那样才能使咨询师对来询者的问题灵活调整，应对自如。心理咨询师对此不可不察，否则就会出现咨询师"以不变应万变"的尴尬局面，令心理咨询找不到切合实际的方向。

心理咨询之所以是偏方，是因为心理咨询作为一种非药物性治疗手段，是没有标准化的诊断流程与治疗手册的。也就是说，心理咨询师在面对来询者的主述问题时，往往是根据自身的实践经验、生活阅历和主攻方向来为来询者提供个性化服务。在这层意义上讲，心理咨询师的角色定位，与其说是像个西医师，倒不如说是像个中医师。因为正如中医调理一样，没有哪一种疾病（如脾、肝、肾病）的调理会用完全统一的药方；也没有哪一个中医师会用一模一样的药方去处理同一类型的问题。同样，在心理咨询中，没有哪一个心理问题（如婚姻问题、择业问题、亲子教育问题）的咨询会得到完全统一的疏导；也没有哪一个心理咨询师会用一模一样的模式去处理同一类型的心理问题。

由此，心理咨询师要根据来询者的特定问题、特定气质、特定需求采取特定的心理咨询方法与手段。在这层意义上，咨询师也类似于一个艺术家，在心理咨询的杏林里寻求确立个人化的咨询风范与表现。

心理咨询
小知识

心理咨询师的
气质养成

心理咨询师要十分注意自己的形象塑造，要清醒意识到它可能会给来询者带来什么样的暗示作用。

总统的造型重在表现活力与自信，经理的造型重在表现阅历与能力，咨询师的造型则重在表现尊重与神秘。

心理咨询一定要给人留下美好的第一印象，这就要求咨询人员对自己的服装、配饰、表述、用词、神态、目光、发音、语调、语速、肢体语言、知识结构等都深有讲究，以最大限度地发挥其积极向上的象征意义和暗示作用。

心理咨询师要根据自己的相貌、身材、专业取向、社会阅历等特点来设计个人的专业形象。

心理咨询师要使自己的形象顺眼、养眼但不抢眼。

就像画家要有自己的画风，文学家要有自己的文风，咨询人员也要有自己独特的形象设计和咨询风格。咨询人员要给人们以亲切却又神秘，简洁却又深奥的感觉。

弗洛伊德手夹雪茄的造型堪称他的经典形象，给人以巨大的权威感和神秘感。同样，荣格的蝴蝶结造型也是他的个人风范，给人以学者的鲜明感觉。

患者去医院看病，是不会在乎医生是个什么长相、装扮、说话样子的，只要他的医术高就行。但来询者寻求心理咨询却会很在意咨询师与他有没有"眼缘"，会不会令自己信服。

© 民主与建设出版社，2018

图书在版编目（CIP）数据

登天的感觉：我在哈佛大学做心理咨询/岳晓东著
.—北京：民主与建设出版社，2018.11
ISBN 978-7-5139-2334-7

Ⅰ.①登… Ⅱ.①岳… Ⅲ.①心理咨询—通俗读物 Ⅳ.①R395.6-49

中国版本图书馆CIP数据核字（2018）第238394号

登天的感觉：我在哈佛大学做心理咨询
DENG TIAN DE GANJUE：WO ZAI HAFO DAXUE ZUO XINLI ZIXUN

出 版 人	李声笑
著　者	岳晓东
责任编辑	郭长岭
出版发行	民主与建设出版社有限责任公司
电　话	（010）59417747 59419778
社　址	北京市海淀区西三环中路10号望海楼E座7层
邮　编	100142
印　刷	北京嘉业印刷厂
版　次	2018年11月第1版
印　次	2018年11月第1次印刷
开　本	710毫米×1000毫米　1/16
印　张	20
字　数	291千字
书　号	ISBN 978-7-5139-2334-7
定　价	58.00元

注：如有印、装质量问题，请与出版社联系。